弘子さんの健康100歳プロジェクト

寝たきりにならない、長生き暮らし

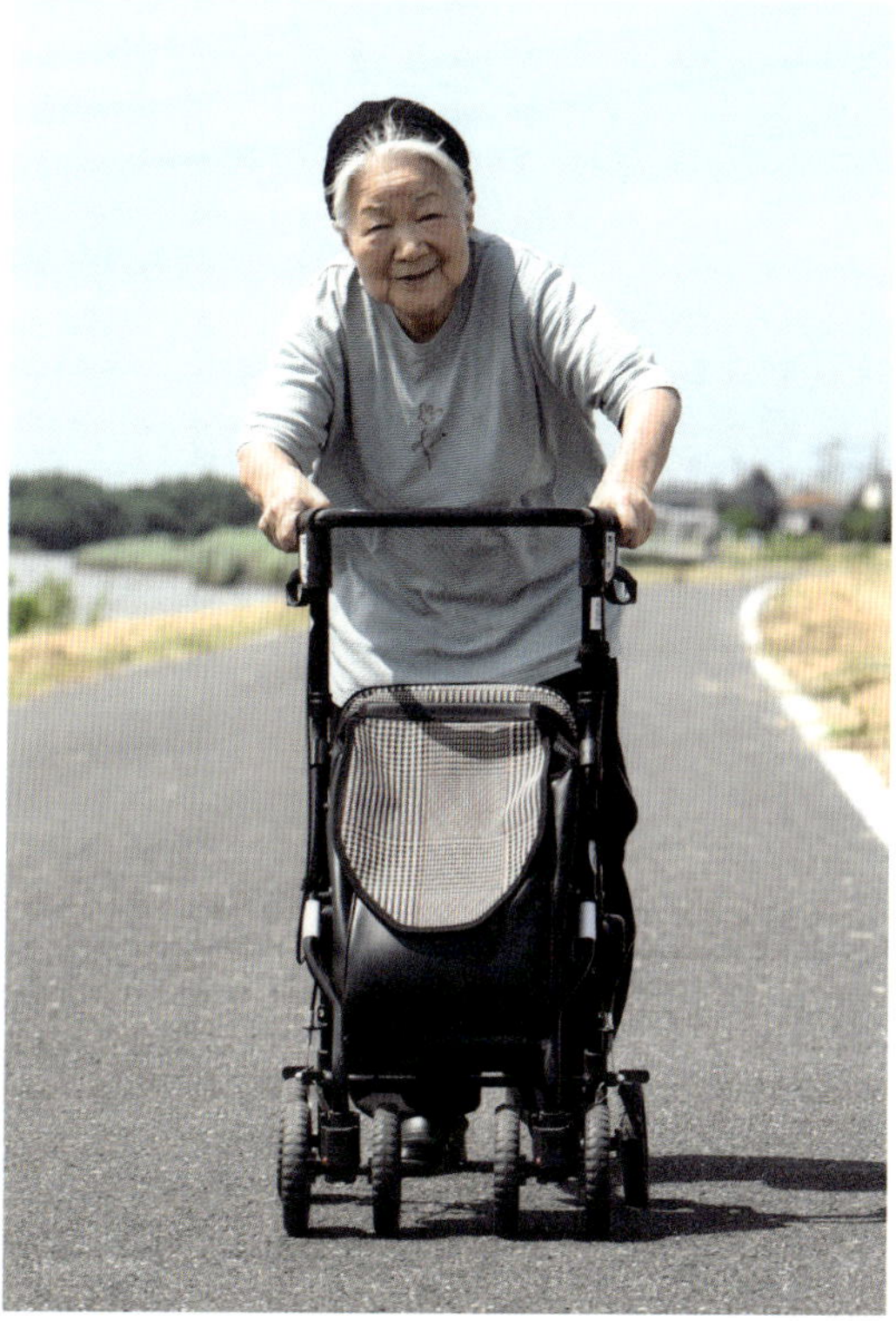

松井 弘子

埼玉新聞社

95歳、「筋トレ」始めました

午後2時すぎ、シルバーカー（高齢者用の手押し車）をゆっくりと押しながら、小柄な高齢女性が姿を見せました。「あー疲れた」と言って手近ないすに腰かけ、携帯しているミニボトルの飲み物でのどをうるおします。松井弘子さん。１９２９（昭和４）年8月生まれの95歳です。知り合いとあいさつを交わし、にこやかに世間話を始める様子は、おしゃべりサロンかどこかの一風景かと思われそうですが、そうではありません。

弘子さんは一休みすると、立ち上がって再びゆっくりと歩を進めます。フロアに設置されている1台のマシンに近づき、慎重にオレンジ色のシートにまたがると、両腕で力強くバーを押し始めました。「チェストプレス」という胸の筋肉を鍛える運動です。リズムよく20回繰り返すとシートから下り、横のマシンに移動します。今度は脚の運動です。シートに腰かけ、パッドに当てた足首を上げて膝を伸ばします。「レッグエクステンション」と呼ばれる運動で、太ももの前側を鍛えます。

「今日はちょっと重く感じる」と弘子さんは脚を動かしながら言います。

「重い時は回数を少なく、軽い時は多くするんです」

無理をせず、体の声を聞きながら体を動かします。1台のマシンをこなすごとに、弾んだ息を整えながら、額に浮いた汗をタオルでぬぐいます。その姿はとても100歳に近いお年寄りとは思えません。

長男が母のために作った〝健康プラン〟

埼玉県三郷市彦成。県東部を南下し、東京湾に注ぐ一級河川・中川のほとりに、創業102年を数える松井産業グループ

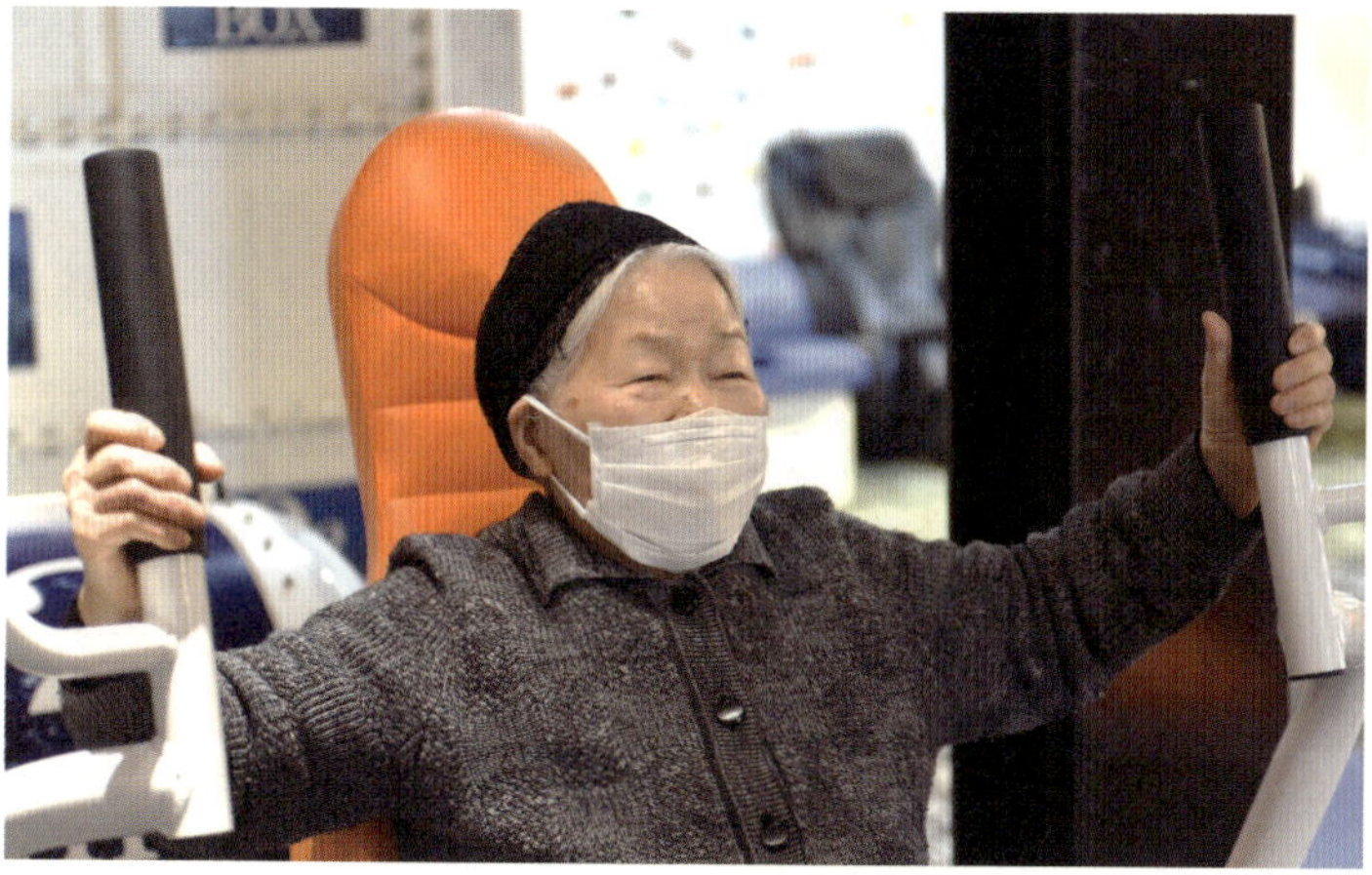

の本社があります。住宅建築や不動産売買など、地域に密着した事業を幅広く手がける老舗企業の敷地内に建つのが、フィットネスジム「百年健康倶楽部」です。天井が高く開放的な空間に最新式の筋力トレーニングマシン、有酸素運動マシン、ボディメンテナンス機器が並んでいます。

毎日午後、社屋に隣接する自宅からシルバーカーを押してやってきては百年健康倶楽部で「筋トレ」に汗を流すのが弘子さんの日課なのです。

弘子さんにトレーニングを始めるように言ったのは、長男で松井産業グループ代表の孝司さんです。弘子さんは夫の廣司さん（松井産業3代目社長）を支えながら、一緒に会社を切り盛りしてきました。2000年に廣司さんは亡くなりましたが、孝司さんと弟の宏之さん（現・松井産業社長）ら子どもたちと

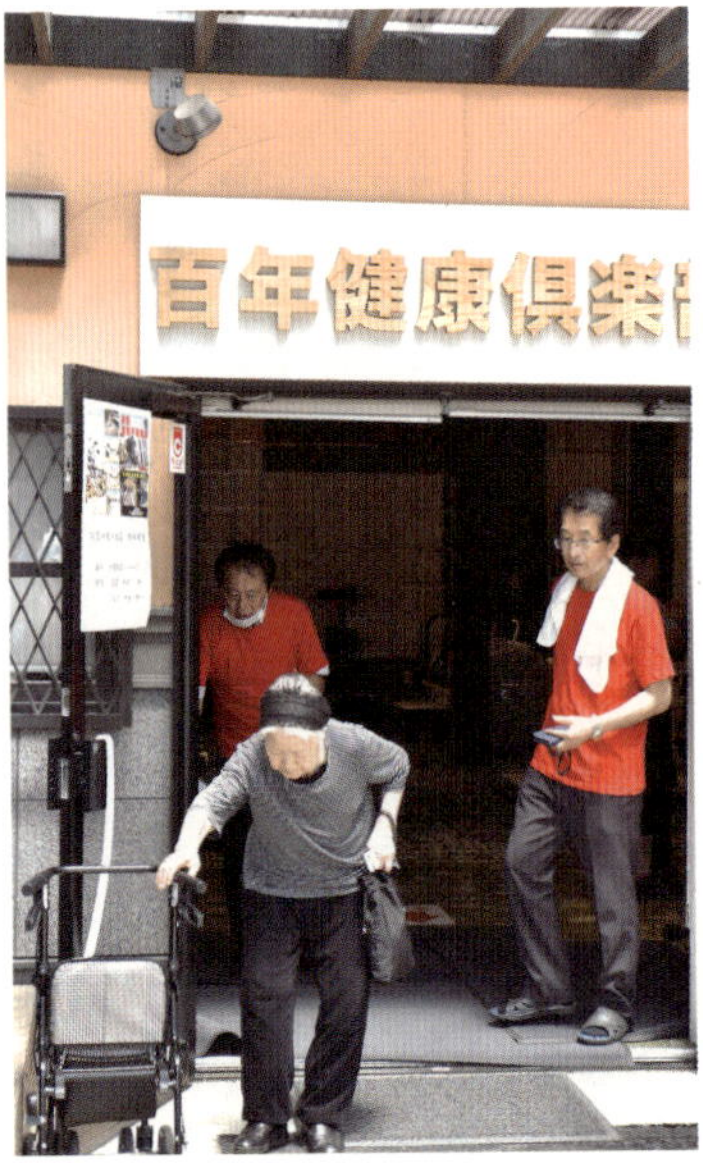

その家族、孫・ひ孫に囲まれ、穏やかな日々を過ごしています。

普通なら、長年骨身を削って働きに働いてきたお母さんには「どうかゆっくりしてもらいたい……」と考えるのが子どもの心情でしょう。なぜ孝司さんは卒寿も超えている肉親にあえて筋トレを勧めるのでしょうか。

松井産業グループは傘下に介護事業があり、実は孝司さん自身、介護福祉士と居宅介護支援専門員（ケアマネジャー）の資格を持っています。介護の現場では、高齢者一人一人の「望む暮らし」に合わせた「目標」を設定し、ケアプランなど具体的な「計画」に落とし込んでいきます。孝司さんは弘子さんが望む暮らしとは「100歳になっても自分のことは自分でできる」生活だと考えました。そして、その土台となる健康を維持するために用意したのが「筋トレ」をメインにした運動環境だったのです。

「百年健康」を実現する七つの秘訣

では今、弘子さんはどんな生活を送っているのでしょう。この本でおいおい紹介していく中身でもあるのですが、95歳にして介護と無縁、身の回りのことを不自由なくこなす様子はそのまま、健康寿命をできるだけ長く保つ方法が学べる教科書ともいえるでしょう。そこで、弘子さんの日常を「健康長寿、七つの秘訣」としてまとめてみました。

秘訣① 生活の中にトレーニングを

毎日続けているジム（百年健康倶楽部）でのトレーニングだけでなく、弘子さんは体が弱らないように、日常生活の中に自分でさまざまな工夫を取り入れています。例えばお茶が飲みたくなると、自宅2階の部屋から1階に下りてきます。そしてお茶を入れたマグカップを持って2階に上がります。

2階にお湯を入れたポットを置いておけば楽だと思うのですが、階段をこまめに使うことが、弘子さんには足腰の運動になるのです。ただ運動のために階段を上り下りするのは退屈ですが、「お茶が飲みたい」という気持ちがモチベーションになって、自然とトレーニングが行えるように心がけています。

秘訣② **好奇心を持ち続ける**

健康長寿のためには体を丈夫に保つことがもちろん大切です。ただし、それ以上に「心の衰え」が大敵です。何をしても面白くない、新しいことに興味を持てない……そんな状態になると、人と会ったり外出するのが面倒くさくなり、体を動かす機会が減ります。そしてだんだんと心も体も弱っていくのです。

弘子さんは子どもの頃から「学ぶ」ことに熱心でした。今でも本などを読んでいて分からない漢字や、知らない言い回しを見つけると、すぐに辞書を引いて確かめます。第4

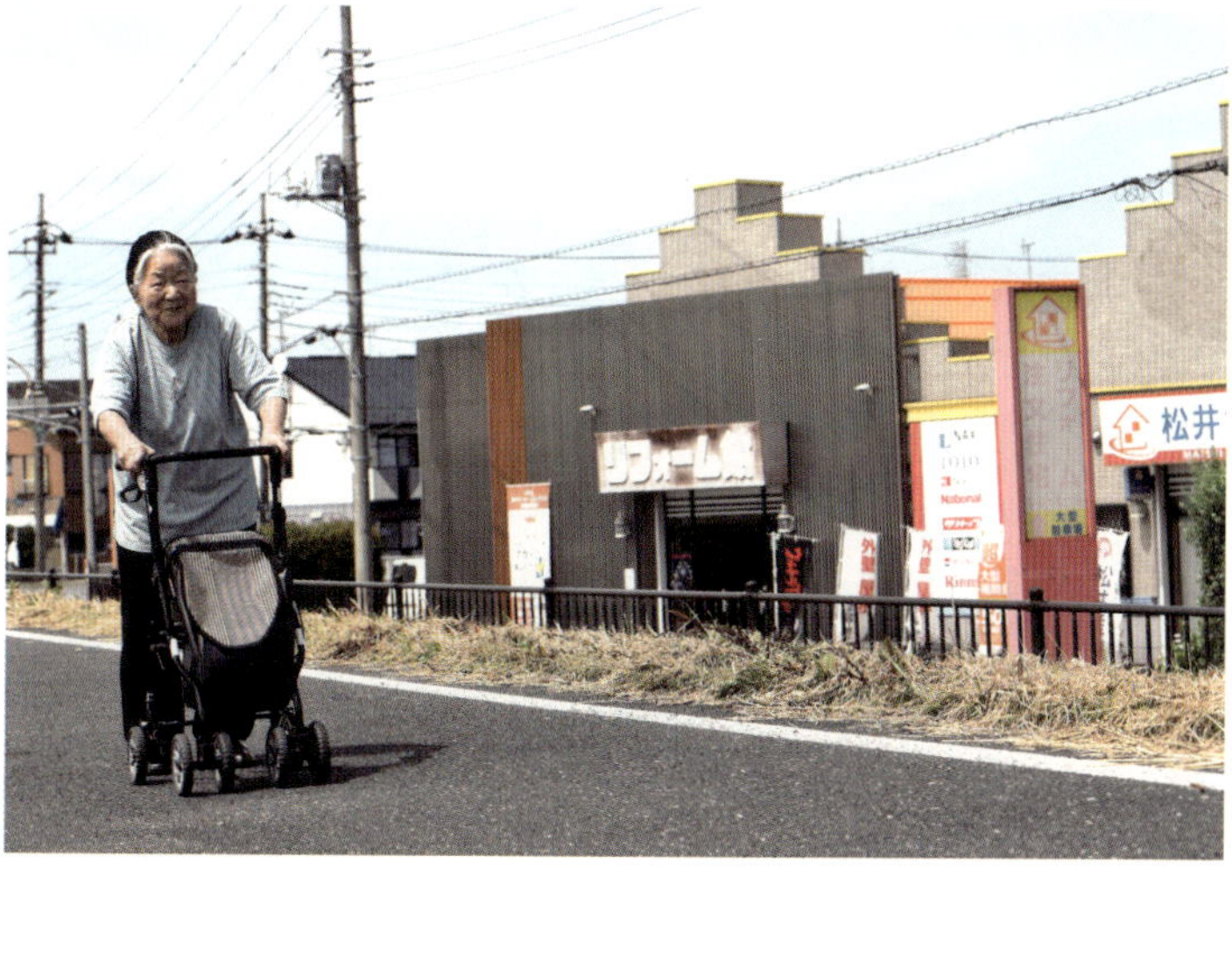

章でご紹介するように94歳で「介護予防健康アドバイザー」資格を取得したのも、新しいことに挑戦する〝心の若さ〟の証しでしょう。

秘訣③ 負けず嫌い

弘子さんの穏やかな笑顔からはちょっと想像しにくいのですが、実はかなりの〝負けず嫌い〟なのです。好奇心が旺盛な弘子さんですから、若い頃から書道に日本舞踊、三味線と多趣味でした。こんなエピソードがあります。三味線の練習は忙しい仕事を終えた夜でした。それも「音がうるさいと孫たちの迷惑になる」といって、会社の倉庫にこもって弾いたそうです。そこまで頑張ったわけを、「弾けないと先生（お師匠さん）に申し訳ないから」と弘子さんは話します。そういう性格はジムの筋トレをおざなりにしない態度に表れています。何よりも「自分に負けたくない」という向上心はエネルギーの源です。

秘訣④ ストレスをためない

弘子さんは毎日の起床時間を決めていないそうです。ですから第3章で触れるように、朝食は家に買い置きしてあるパンを適当に選んで食べます。「おふくろはマイペースだから、ストレスのたまるものがない」と孝司さんは言います。他人と議論することを好まず、聞く側に回ることが多い昔の日本女性タイプ——長男から見た母親像です。「世渡り上手と言うのかな、記憶力はいいし、耳もいい。目は私よりもよく見える。その分、聞こえないふりをするのが上手だね」と言って孝司さんは笑います。③の負けず嫌いと少し矛盾するかもしれませんが、高齢になると「無理をしない」というのも一つの知恵です。

秘訣⑤　家族だんらん、友達との交流

2024年7月下旬の日曜日、松井産業が顧客を招いて開いた恒例の「夏の大感謝祭」に合わせ、1カ月早い弘子さんの誕生日パーティーが行われました。家族や近隣の大勢の子どもたちが「ハッピーバースデー」を歌い、95歳をにぎや

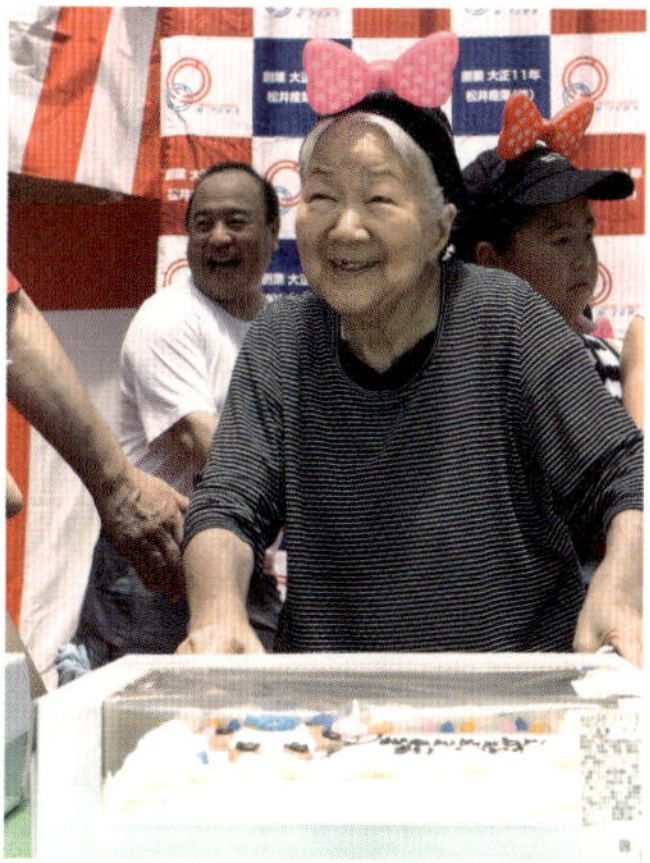

かに祝ってくれました。厚生労働省の調査によると、日本では65歳以上で一人暮らしをしている人は約855万人（約22%）に上ります。高齢者の孤独・孤立対策には国も本腰を入れて取り組んでいます。家族はもちろん地域の中に居場所がある弘子さんは、とても恵まれているといえます。また月に一度、気の置けない友人数人で会食をするなど、社会とのつながりを保っています。

秘訣⑥ ユーモアと豊かな感性

「向こう（あの世）はとても良いところだそうですよ」と弘子さんが言い出すのでちょっとギョッとしました。聞けば、ある雑誌にこう書いてあったのだそうです。「だから向こうに行った人は誰一人として帰ってこない」。弘子さんは

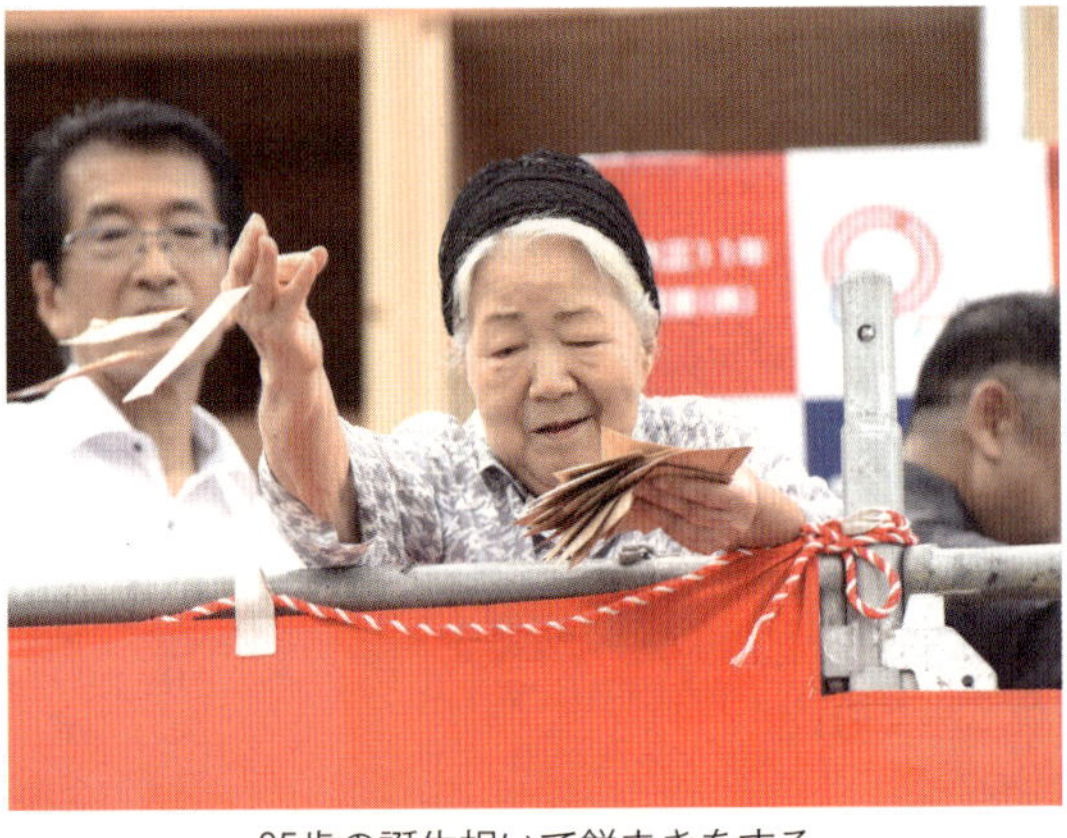

95歳の誕生祝いで餅まきをする

このブラックユーモアが気に入り、「思いつきがすごいですよね。そういうふうに書き表せることがすばらしい」と感心します。ただ面白いで終わらせず、心の琴線に触れたものの核心を探り、深く味わえる感性があります。〈草いろいろおのおの花の手柄かな〉は好きな松尾芭蕉の一句です。「草花は一人で芽を出してくるんですからね」と弘子さんは自然の力に心を添わせるのです。

秘訣⑦　思い出を大事に

弘子さんが生まれたのは埼玉県北葛飾郡旭村、三郷市の北に隣接する今の吉川市です。旧姓は田中といい、実家は大きな農家でした。旧制の高等女学校時代に終戦を迎え、23歳の時に廣司さんと結婚しました。それからは夫婦二人三脚で会社を盛り立ててきました。「箱入りでしたから苦労しました」と言いますが、苦労話を口にすることはあまりありません。アルバムの古い写真を眺めながら思い出すのは、戦死した2人の兄のこと、その帰りを待ち続けた母親の姿、そして常に自分は後回しにして社員や地域のために働いた廣司さんの背中です。大好きな人が見守ってくれている、その安心感は人生の水先案内人です。

弘子さんの1週間食事メニュー

※朝ごはんが載っていないのは食べないのではなく、弘子さんの朝は大体、パンと決まっているからです（本文より）

月曜・昼

そうめん（すりごま）
てんぷら
（エビ・サツマイモ・ナス・インゲン）
サニーレタスのサラダ
梨

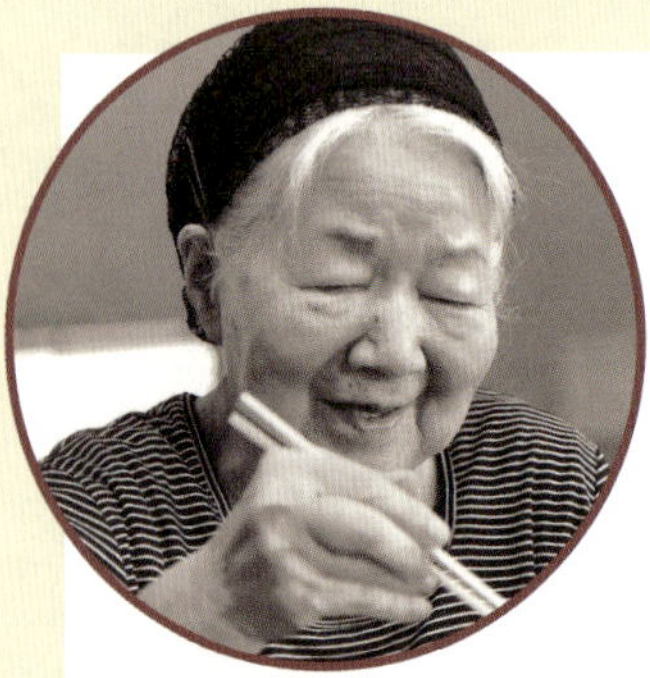

月曜・夜

チンジャオロースー
シイタケの煮物
ニラの卵かけ・ミニトマト
サケの塩焼き
キュウリとワカメの酢の物
冷ややっこ
みそ汁
ごはん

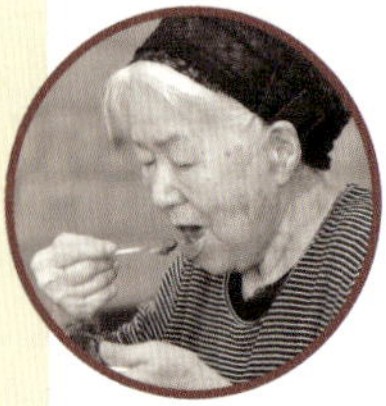

Monday

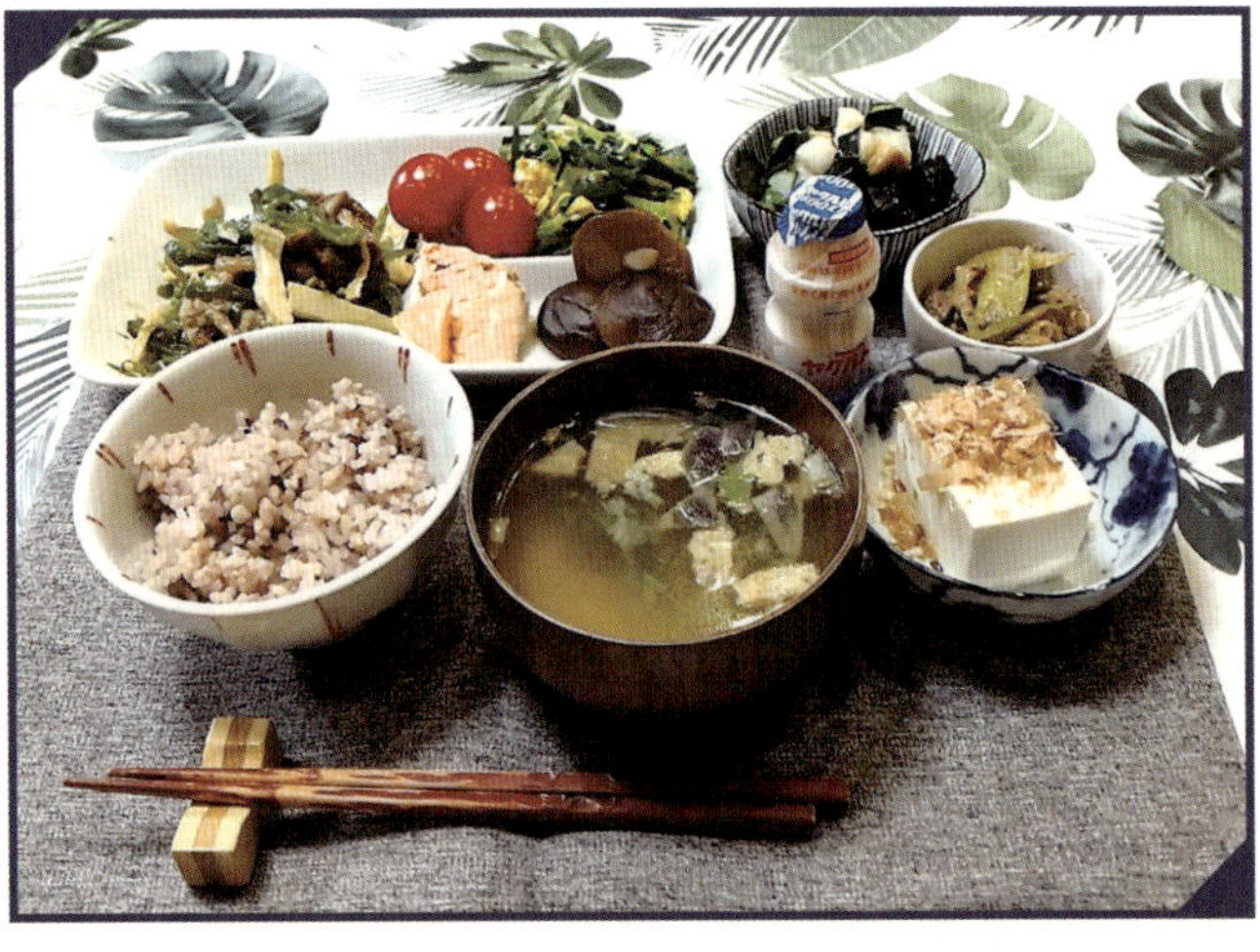

火曜・昼

のり巻き
お吸い物
サラダ（レタス・ワカメ・トマト・タマネギ）
冷ややっこ
スイカ

火曜・夜

ハンバーグ（キャベツ・キュウリ・ミニトマト・卵）
カボチャの煮物
ラッキョウ
パイナップル

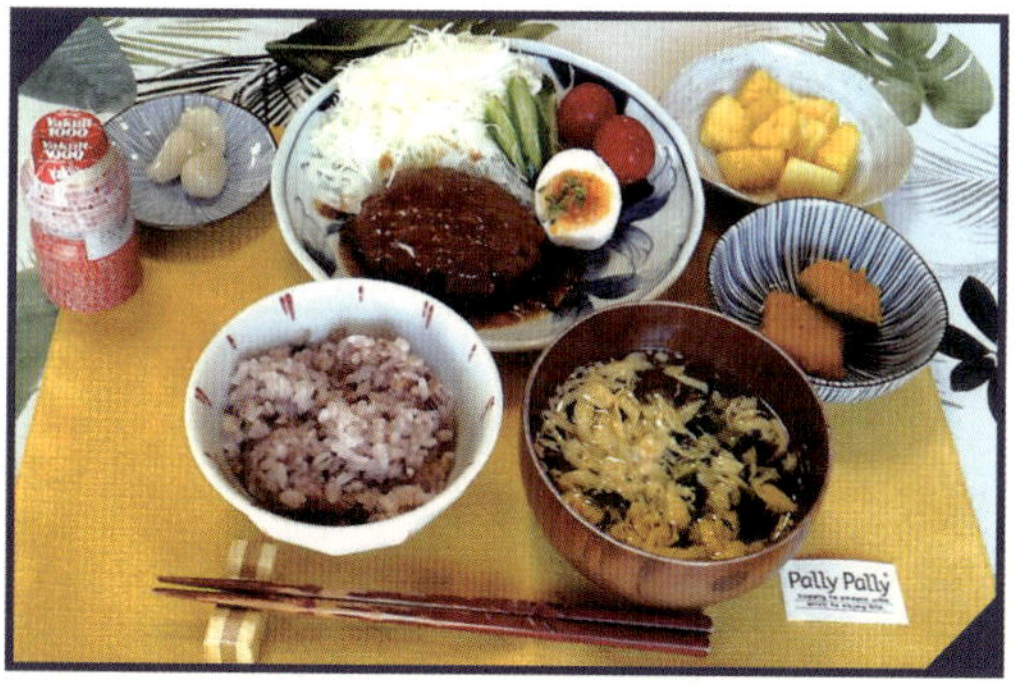

Tuesday

水曜・昼

冷やし中華（レタス・キュウリ・ハム・卵）
サラダ（ワカメ・シラス・レタス）
冷ややっこ
シャインマスカット

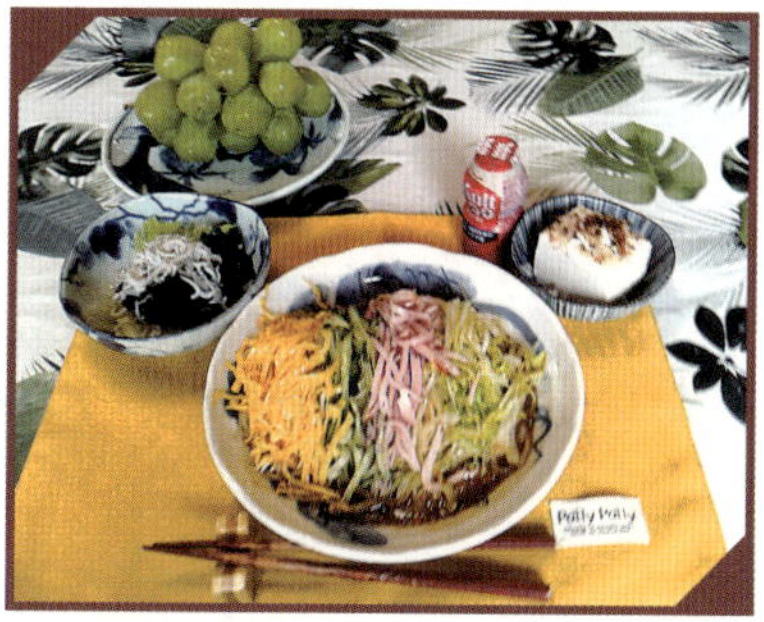

水曜・夜

サケの塩焼き（大根おろし・ほうれん草・ニンジン・卵の炒め物）
玉こんにゃく・ミニトマト
ニンジン・里芋・シイタケの煮物
ナスのショウガ焼き
ごはん

Wednesday

木曜・昼

冷や麦（ゴマ）
サニーレタスのノリのサラダ
キュウリとワカメの酢の物
てんぷら（エビ・サツマイモ）
ナスのみそ炒め

木曜・夜

鶏とマイタケの梅おろし
カボチャの煮物
小松菜の煮びたし
冷ややっこ
キュウリとワカメの酢の物
みそ汁
ごはん

Thursday

金曜・昼

スパゲティ
ナポリタン
ポテトサラダ
蒸し大豆
ブドウ

金曜・夜

刺し身
茶わんむし
タマネギのおかか
ほうれん草ののりずあえ
大根の煮物
卵スープ
ごはん

Friday

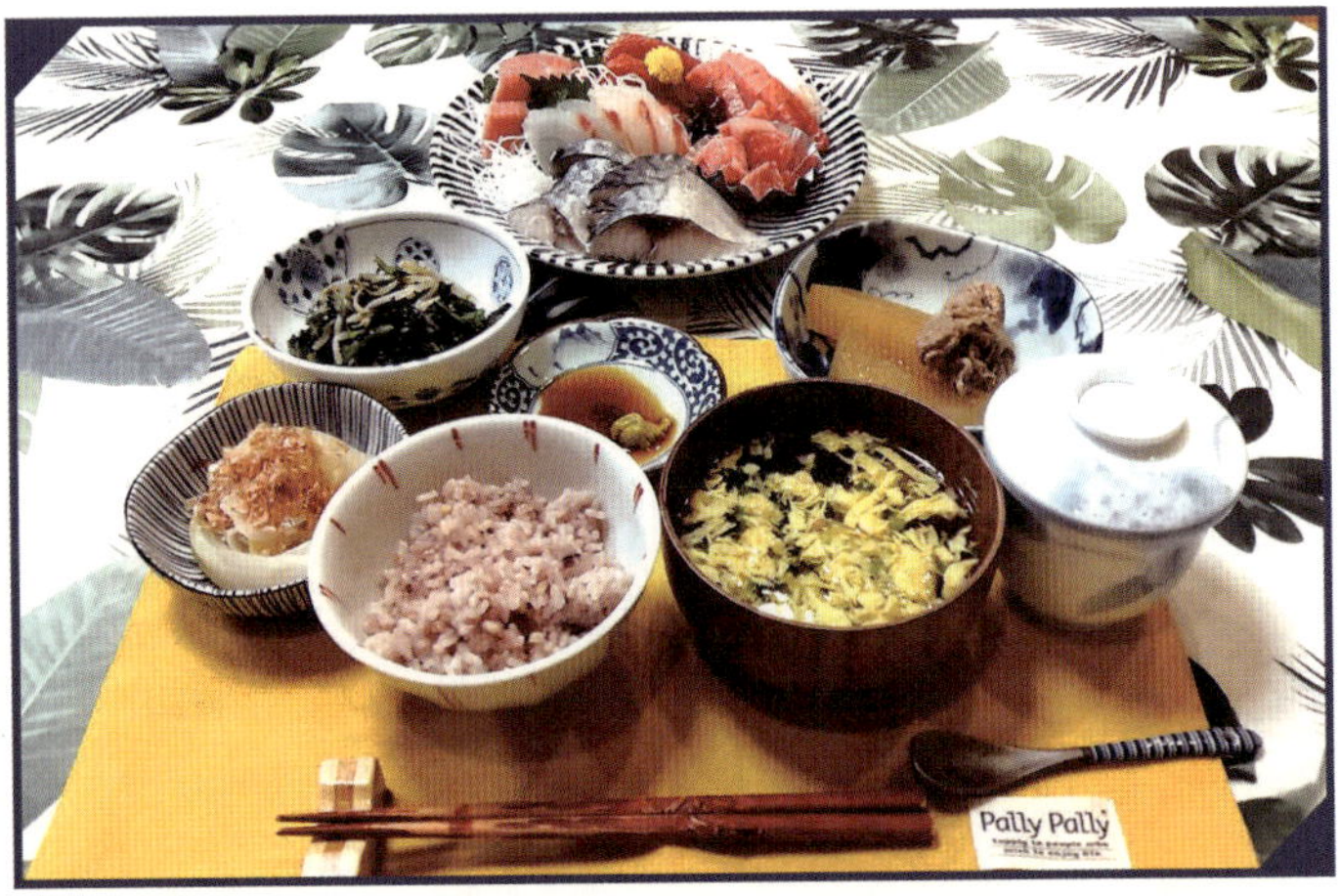

土曜・昼

海鮮丼（中落ち・イカ・たまご）
サニーレタスと韓国のりのサラダ
春雨とキュウリの和え物
スイカ

土曜・夜

ブリの照り焼き（大根おろし）
ほうれん草のおひたし
カボチャの煮物
ナスのショウガ焼き
豚汁
十六穀ごはん

Saturday

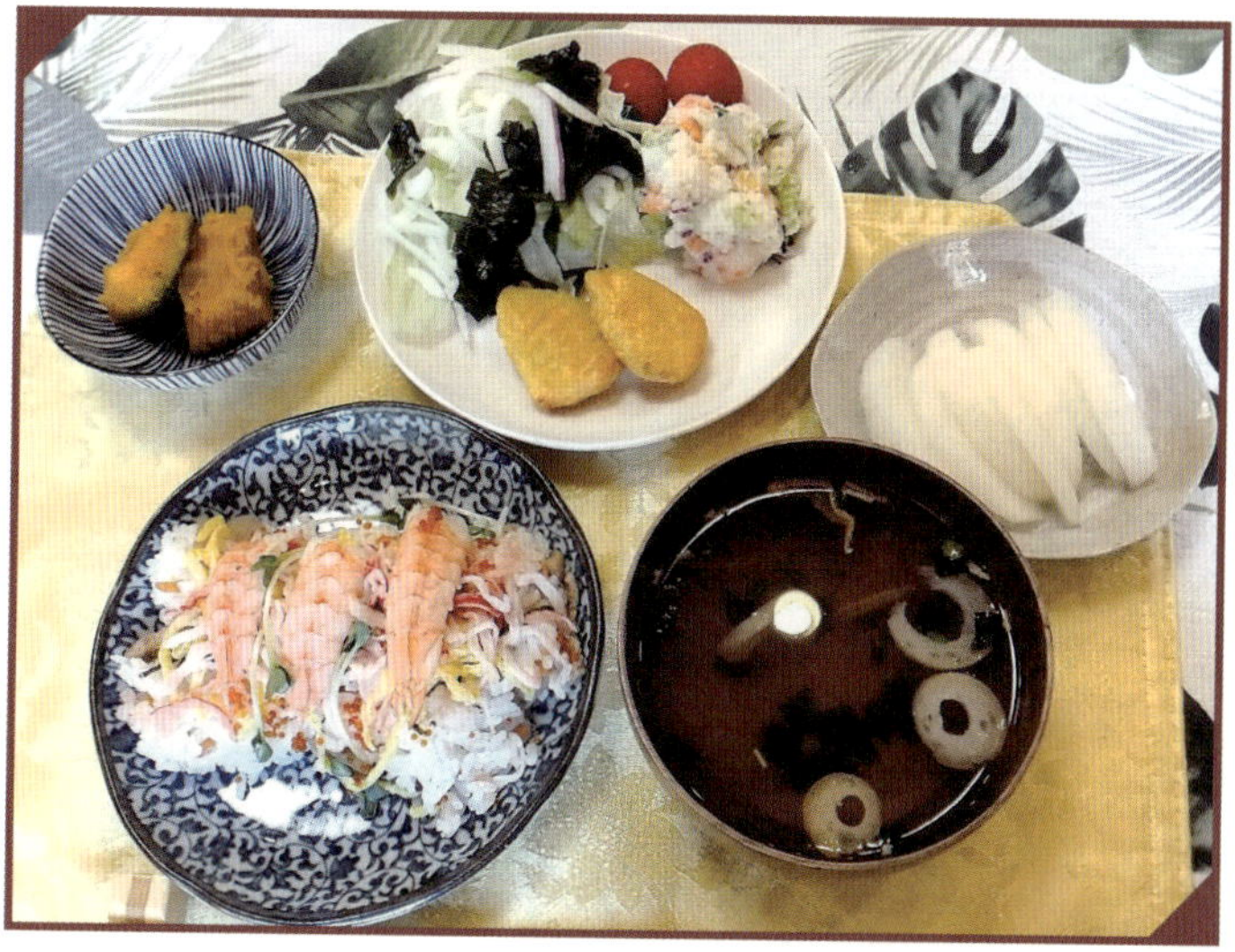

日曜・昼

ちらしずし
お吸い物
カボチャの煮物
ポテトサラダ
チキンナゲット

日曜・夜

サケのホイル焼き（タマネギ・エノキ・シメジ）
キュウリの酢の物
ニラの卵かけ
カボチャの煮物
タマネギのみそ汁
ごはん

Sunday

もくじ

第1章　介護予防の日々

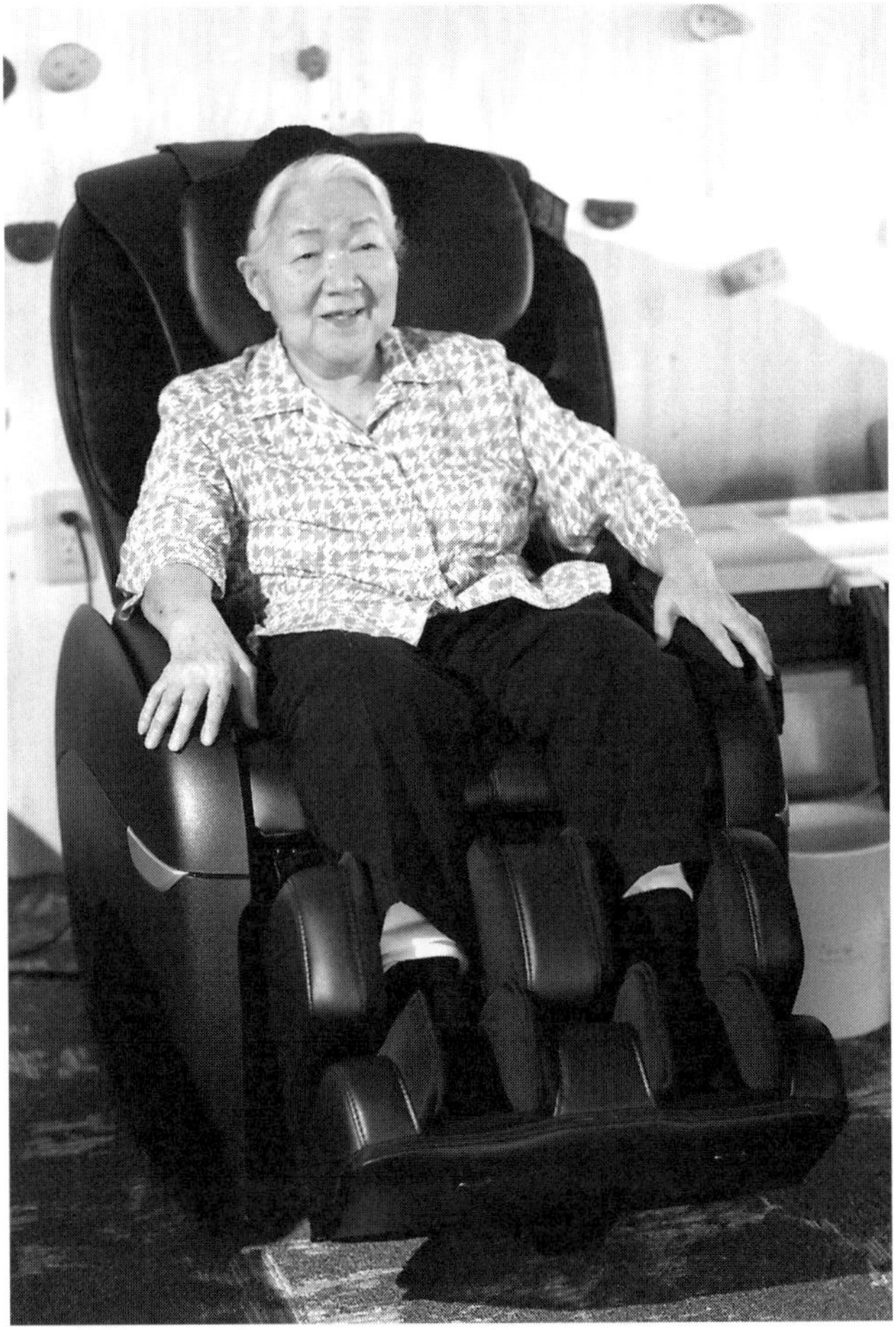

願いは「自分のことは自分で」

松井産業グループ本社敷地内にあるフィットネスジム「百年健康倶楽部」を取材班が最初に訪れたのは2024年3月下旬。春の嵐が通り過ぎた翌日で、肌寒さが居座り、まだ上着なしでは心もとない頃です。

「テレビではそろそろ開花といいますが、このへんは桜はまだまだですね」

足裏やふくらはぎをマッサージする器具に足を入れながら、弘子さんはそう話します。この器具は弘子さんのお気に入りで、トレーニングの前、あるいは後に決まって使用します。膝から下をすっぽりと包み込み、ローラーとエアバッグがもみほぐす仕組みです。「最初はちょっと痛かった」という弘子さんですが、慣れてくると気持ちよく、手放せなくなりました。「足裏にはツボがたくさんあると聞きますよね」と効果を実感している様子です。

「桜は昔、入学式の頃でしたけどね。だいぶ早く咲くようになりました。子どもの頃は清水公園に見にいきました」

弘子さんが生まれたのは埼玉県北葛飾郡旭村、今の吉川市北部です。江戸川を挟んだ東隣はしょうゆ造りで有名な千葉県野田市で、同市の清水公園は「日本さくら名所100選」に名を連ね、今も多くの人が桜見物に詰めかけます。

弘子さんの実家は大きな農家で、幸いにも戦中・戦後も食料不足に悩まされることなく、伸び伸びと少女時代を過ごしたようです。高等女学校を卒業し、23歳の時に夫の廣司さんと結婚し、嫁入りしてから70年以上がたちました。

「もう95歳ですものね。3～4日前に急に膝が痛くなって、病院に行ったんです。レントゲンを撮ってもらったら、左膝が擦り減っているんですって。どこがどう、というのはよく分からないんですが」

加齢に伴い、体のあちこちに不具合が起きるのは仕方がないことかもしれません。しかし、だからといって部屋に閉じこもり、テレビばかり見ている生活では、体がどんどん弱っていくのは目に見えています。

そこで長男の孝司さんが弘子さんに「筋トレ」を勧めたのです。「いくつになっても自分のことは自分でする」というのは、弘子さん自身の願いでもあります。

週2回から始めたジム通い

足のマッサージを終えた弘子さんは「ショルダープレス」からトレーニングを開始します。

「ちょっと前まで上がらなかったのが、上がるようになったんですよ」

松井産業に入社して40年以上というベテラン社員の会田由美子さんが、弘子さんを見守りながらそう言います。

「ここに座って、一緒にやりましょう」

弘子さんは隣にあるマシンのシートを指さして会田さんを誘います。トレーニングを始めてまだ日の浅い頃です。弘子さんがジムにやってくるのは週に2度程度でした。

「孝司さんが毎日、弘子さんにジムに行くように声をかけるそうです。『会田さんが待ってるよ』って」と会田さんは話します。いかにも大じかけのなマシンを相手に、これまで一度も経験したことがなかった筋トレに挑戦するのは、一人ではやはり心細いのかもしれません。

それでも、弘子さんがマシンに向かう姿は真剣そのものです。シートに腰かけた状態から、バーを肩の高さから頭の上まで押し上げ、再び下ろす動作を20回、リズミカルに繰り返します。

百年健康倶楽部にあるマシンの多くは1台で2種類の運動ができる構造になっています。弘子さんが最初に取り組んだマシンは、バーを押し上げて三角筋という肩の筋肉を鍛える「ショルダープレス」と、逆にバーを頭上から引き下ろして広背筋という背中の筋肉を鍛える「ラットプル」という運動が、一連の動きの中で行えるようになっています。バーを上げる時だけでなく下ろす時も力を入れるので、運動強度は高くなります（百年健康倶楽部にあるトレーニングマシンなどの詳しい説明と、それぞれの機器を使った運動がもたらす効果については93ページからの第2章をご覧ください）。

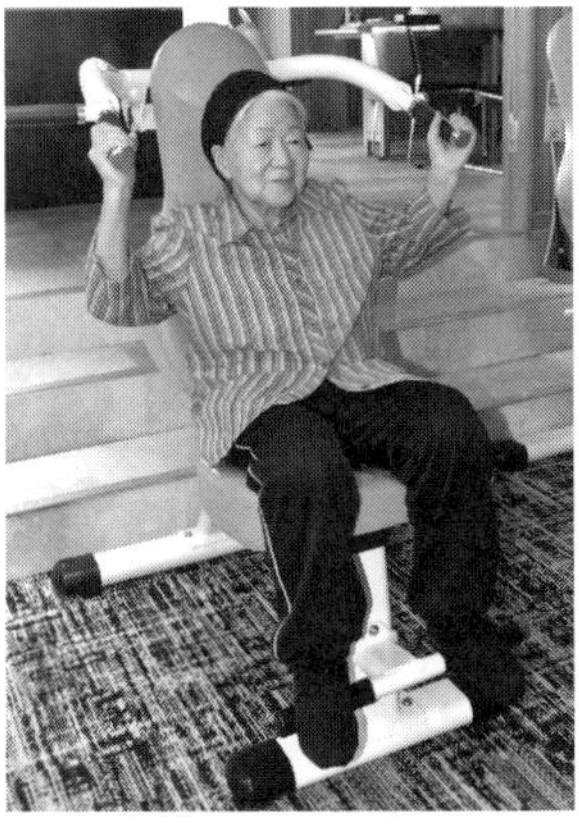

脚は日常生活でも鍛えられる

肩と背中の運動を終えると、弘子さんは「レッグエクステンション／レッグカール」のマシンに移動します。レッグエクステンションはシートに腰かけ、膝を伸ばして足首に当てたパッドを持ち上げる運動です。大腿四頭筋という太ももの前側の筋肉が鍛えられます。

脚がまっすぐになるまで膝を伸ばしたら、今度は膝を曲げて足首でパッドを押し下げ、かかとを巻き込むようにしてお尻に近づけます。ハムストリングと

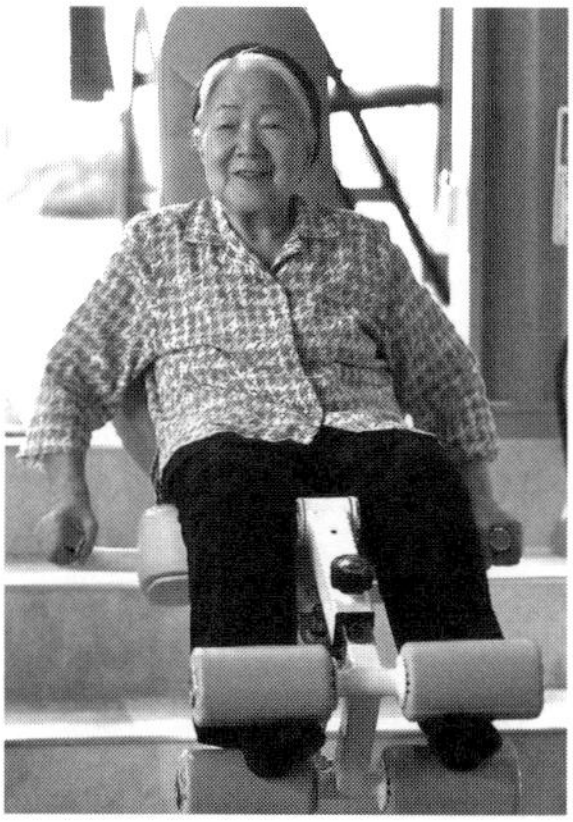

呼ばれる太ももの裏側の筋肉を鍛えます。ハムストリングは走ったり、歩いたりするのにとても重要な筋肉です。

弘子さんはこのマシンでもきっちりと20回、動作を繰り返します。脚が強いのですねと声をかけると、「部屋が2階にあるんですよ。一日に4～5回は階段で上り下り

をしていますから」と言ってほほ笑みます。日常生活に運動要素を上手に取り入れていることは「はじめに」でもご紹介しました。

「前は立って（階段を）上がれたんですが、今は上の段に手をついて上がっているんです」

孝司さんと同居している自宅は1階の天井が高い造りです。そのため2階に上がる階段は16段と普通の家の階段（13段が多い）よりも段数が多いのです。弘子さんの脚力が一定程度、保たれているのには、そういうユニークな家の構造も貢献しているのかもしれません。

ところが、脚全体とお尻の筋肉を強く働かせる「レッグプレス」には苦手感があるようです。「チャレンジしてみる？」と聞く会田さんに「ううん、一度もやったことがない」と首を横に振ります。「階段を毎日上り下りしているから（脚の運動はもう）大丈夫でしょう」

レッグプレスは股関節や膝、足首と多くの関節を連動させる「多関節運動」と呼ばれ、レッグエクステンションのように膝の曲げ伸ばしだけで行う「単関節運動」よりも、正確な動作が難しいとされています。インストラクターの指導を受け、軽い負荷から始めれば危なくないのですが、やりやすい種目から始めて筋力レベルを上げ、それからチャレンジしても全く問題はありません。決して無理をしないという弘子さんの態度は、思わぬけがの予防にも有効です。

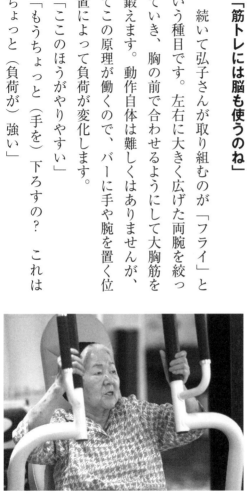

「筋トレには脳も使うのね」

続いて弘子さんが取り組むのが「フライ」という種目です。左右に大きく広げた両腕を絞っていき、胸の前で合わせるようにして大胸筋を鍛えます。動作自体は難しくはありませんが、てこの原理が働くので、バーに手や腕を置く位置によって負荷が変化します。

「ここのほうがやりやすい」

「もうちょっと（手を）下ろすの？　これはちょっと（負荷が）強い」

弘子さんも試行錯誤しながら、自分なりに力が入れやすいポジションを探します。ジムのインストラクター役を務める社員スタッフが胸の前で合わせた腕を少し止めるといいとアドバイスします。

「止めるの、へー。ああ、止めるとここの筋肉を使うから……」

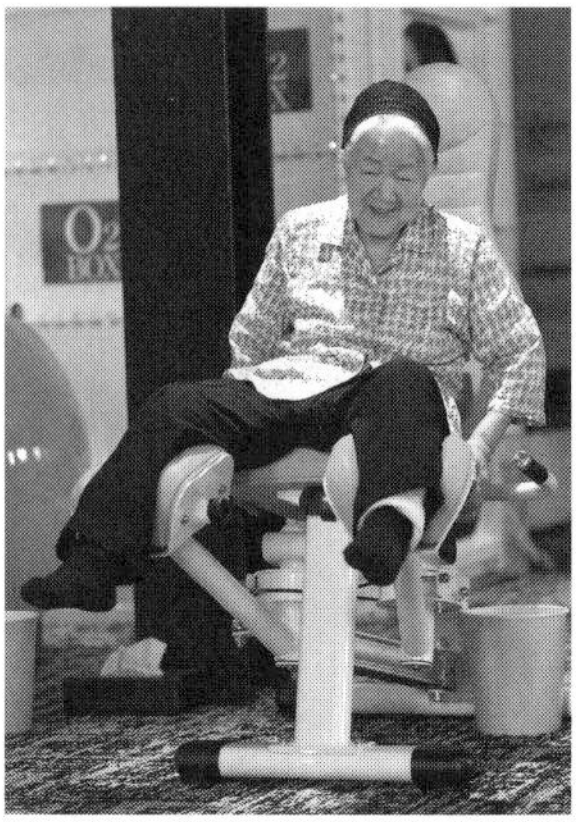

筋トレでは使っている筋肉の収縮（引き締める動き）に意識を向けることが重要です。弘子さんは「（筋トレには）脳も使うのね」と納得した表情です。

20回の動作を終えると、少し息が上がります。

「きついです。休憩しながらやらないとね」

シートに腰かけ、両脚を広く開いたポジションから行う「アダクション／アブダクション」は、なかなか日常生活では取らない姿勢です。アダクションは太ももを閉じる動き（股関節の内転）で、内ももの筋肉を鍛えます。逆にアブダクションは閉じた太ももを外側に開く動き（股関節の外転）で、主にお尻の筋肉を引き締めます。

「これは（脚を）どこまで開けばいいの」

そう言ってシートにまたがり、大きく脚を広げる弘子さんを見て、会田さんが「弘子さん、柔らかいよ。すばらしい」と驚きの声を上げます。

ジム仲間がいると励みになる

最後は「アブドミナル／バック」のマシンを使って、いわゆる腹筋と背筋の運動をします。これで弘子さんの筋トレは1巡したことになります。この日はそれで終わりましたが、調子によっては2巡することもあるそうです。

「（ジム仲間の）皆さんがいると励みになって、2回（2巡）くらいしちゃう」

弘子さんはそう言って笑顔を見せます。

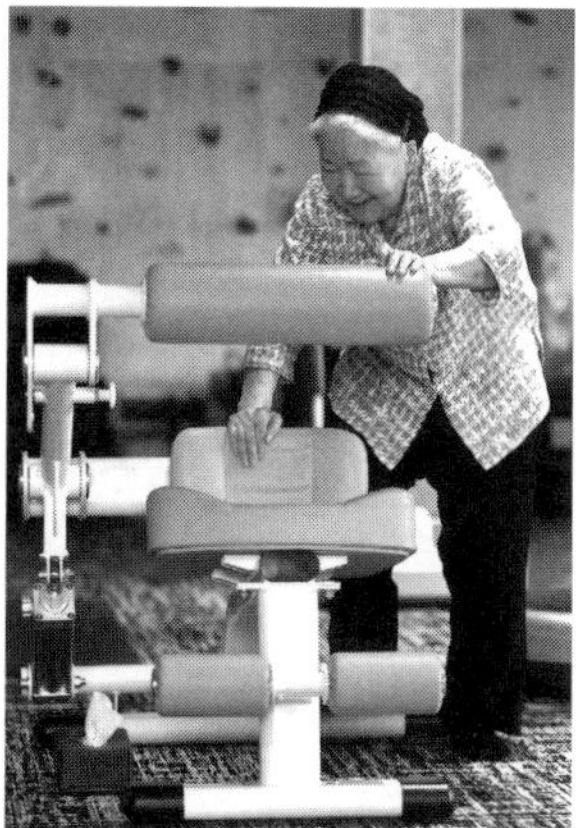

この本でもおいおい述べていくように、ジムに来て運動することは、体力の維持はもちろん、いろんな人と交流する「社会参加」の意味もあります。一人で黙々とトレーニングするより、友達やジム仲間と一緒に楽しく体を動かしたほうが運動習慣は長続きするので、一石二鳥の効果があるといえます。

筋トレの後、弘子さんは「ＳＯＮＩＸ（ソニックス）」という音波刺激全身運動マシンに挑戦しました。音波の振動によって全身の筋肉を緩め、血流を改善する仕組みです。立って乗るだけで、歩くのと同程度の運動効果が望めるといいますが、弘子さんはマシン上で立った姿勢でいるのが苦手なようです。

「立って乗るのは、私ども年を取っている人間には無理ですから」

弘子さんはそう言って、振動プレートの上に腰を下ろし、お尻から振動を全身に行き渡らせます。頭や顔の皮膚が小刻みに震えているのが見て取れます。会田さんに「立ってやってみる？」と促され、弘子さんは立ち上がって機器の上部にあるハンドルを握りましたが、１分もしないうちに「もういい」とプレートから下りてしまいました。

「腕に力を入れてないといけないから、疲れる」

ただ立っているのではなく、足裏からの振動を受け止めながら姿勢を保とうとするために、手や腕によけいな力を込めてしまうのでしょう。全身を揺らすことに慣れてくれれば、立って乗るのにも不安がなくなると思われます。

適度な負荷で基礎代謝アップ

百年健康倶楽部には、8台の油圧式筋力トレーニングマシンをはじめ、ランニングやウオーキング、自転車こぎなどができる有酸素運動マシン、体のバランスを整えるボディメンテナンス機器など、20種類以上の運動・整体機器がそろっています。弘子さんはその日の体調などによって取り組む運動を選ぶことができますが、メインとなるのはやはり「筋トレ」です。

上げて・下げる（押して・引く）を1回として、弘子さんは1台のマシンにつき20回の動作を繰り返すことを基本にしています。負荷（重さ）はそれほど強くはありません。無理のない範囲に設定します。また回数も弘子さん自身が体調に合わせて増減します。

ただし、ただ回数をこなせばいいというおざなりな取り組み方を弘子さんはしません。一つのマシンで1セットを終えると軽く息が切れたようになります。運動の強さからすると脂肪燃焼効果のある「中強度」のレベルです。

このレベルの運動は「基礎代謝」を上げるのにも有効です。基礎代謝とは呼吸をしたり内臓を動かしたり、生命を維持するために必要な最低限のエネルギー活動のことで、基礎代謝量（キロカロリーで表します）は年齢とともに低下します。逆にいえば、基礎代謝が良い人は体の働きが活発で、若々しさを保てるということになります。

筋トレと健康寿命の関係は？

ところで、高齢者にとって筋力トレーニングは、健康寿命を延ばすという観点から見て、どんな役割があるのでしょうか。一般的に高齢者に勧められる運動としては「ウオーキング」など体への負担が少なく、日常生活に取り入れやすいものが挙げられますが、実は高齢者が「筋トレ」を日課に加えることには、大きなメリットがあるのです。

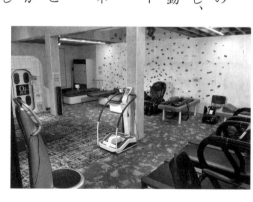

厚生労働省は2024年1月、「健康づくりのための身体活動・運動ガイド2023」を策定し、公表しました。このガイドでは、冒頭で身体活動を「安静にしている状態よりも多くのエネルギーを消費する、骨格筋の収縮を伴う全ての活動」、運動を「身体活動のうち、スポーツやフィットネスなどの健康・体力の維持・増進を目的として、計画的・定期的に実施されるもの」と定義し、これらの習慣を持つことが、健康にどう役立つのかが示されています。少し長くなりますが、引用してみましょう（一部改変）。

〈身体活動・運動の量が多い者は、少ない者と比較して循環器病、2型糖尿病、がん、ロコモティブシンドローム（運動器の障害による移動機能の低下）、うつ病、認知症などの発症・罹患リスクが低いことが報告されて

いる。2020年に世界保健機関（WHO）が公表した身体活動・座位行動のガイドラインでは、身体活動を実施することによって、循環器病、2型糖尿病、がんが予防され、うつや不安の症状が軽減されるとともに、思考力、学習力、総合的な幸福感を高められるとされている。

また、身体活動により、妊婦及び産後の女性、慢性疾患や障害のある人を含む全ての人が健康増進効果を得られるとされており、身体活動・運動は全ての国民が取り組むべき重要課題であるとされている。WHOは全世界における死亡に対する危険因子として、高血圧、喫煙、高血糖に次いで、身体活動・運動の不足を第4位に位置付けている。我が国では、身体活動・運動の不足は、喫煙、高血圧に次いで、非感染性疾患による死亡に対する3番目の危険因子であることが示唆されている〉

厚労省は週2～3回を推奨

多くの日本人にとって、体をあまり動かさないことが、たばこや高血圧に次いで死亡リスクを高めると聞くと、ちょっとギョッとします。同ガイドではこうした知見をもとに、身体活動・運動が「超高齢社会を迎える我が国の健康寿命の延伸に有意義であると考えられる」と述べています。

国民の約29％が65歳以上という今の超高齢社会（定義は高齢化率21％以上）を反映して、日本の医療・介護費は毎年、過去最高を更新しています。それに伴って現役世代が負担する社会保険料も上がり続け、結果として高齢者と若年層との「分断」を招きかねない状況です。このままでは長生きを素直には祝福できない世の中になってしまうかもしれません。

したがって、健康上の問題によって日常生活が制限されることのない期間を指す「健康寿命」を延ばすことは、もはや「国策」と言ってもいいでしょう。そしてもちろん、高齢者自身のＱＯＬ（クオリティー・オブ・ライフ＝生活の質）の向上や、ウェルビーイング（肉体的、精神的、社会的に満たされた状態）の実現にも大きく関わってきます。

ガイドでは身体活動・運動に関する「推奨事項」が、成人・子ども・高齢者の三つに分けて具体的に示されています。そのうちの「高齢者版」によると、このようなことが挙げられています（一部改変）。
▽強度が3メッツ以上の身体活動を週15メッツ・時以上行うことを推奨する。具体的には、歩行またはそれと同等以上の強度の身体活動を1日40分以上行うことを推奨する（1日約6000歩以上に相当）
▽筋力・バランス・柔軟性など多要素な運動を週3日以上行うことを推奨する
▽筋力トレーニングを週2～3日行うことを推奨する（多要素な運動に含めてもよい）
▽特に身体機能が低下している高齢者については、安全に配慮し、転倒などに注意する
▽座位行動（座りっぱなし）の時間が長くなりすぎないように注意する（立位困難な人も、じっとしている時間が長くなりすぎないよう、少しでも体を動かす）

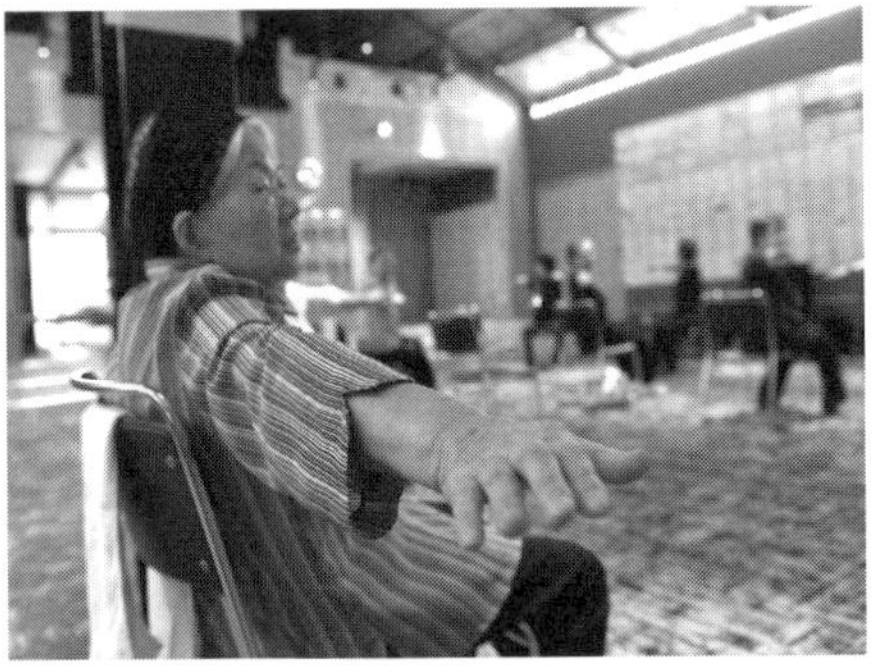

1日6000歩の運動が目安

「メッツ」というのは身体活動の強さを表す単位で、座って安静にしている状態が1メッツです。身体活動の量は「メッツ・時」という単位で表します。普通の歩行（時速4キロ）は3メッツに相当し、3メッツ・時とは例えば犬の散歩を1時間した時の身体活動量を表します。

ガイドでは1日40分以上の歩行（約6000歩）か、それと同程度の身体活動を毎日行うように勧めていますが、同時に「個人差などを踏まえ、強度や量を調整し、可能なものから取り組む」ことも強調しています。1日6000歩も歩けないとあきらめるのではなく、できる範囲で少しずつでも身体活動を行うことが推奨されています。

ガイドにはどんな身体活動が、どれくらいの強度（メッツ）なのかを知るための目安が示されています。「楽な強度で行う筋トレ」が2・8メッツ、「ほどほどの強度で行う筋トレ」が3・8メッツです。弘子さんが行っている筋トレは、負荷（重さ）はそれほどでもありませんが、1セットを終えて息を切らしているところを見ると、3メッツ以上の強度はありそうです。

ガイドによると、バランスや柔軟性を高める「多要素な運動」も筋トレと同じように扱ってもよいとされます。百年健康倶楽部には筋トレマシンのほかに、有酸素運動マシン、ボディメンテナンス機器があります。弘子さんが身体活動量を上げるには、この上ない環境であることは間違いないでしょう。

筋肉は何歳でも鍛えられる

ガイドで注目したいのは、高齢者への推奨項目として「筋力トレーニング」がはっきりと位置づけられていることです。ガイドでは特別に「筋力トレーニングについて」という項を設けています。その中では、筋肉は年齢に関係なく鍛えることができるとして、「特に高齢者は筋力が低下しやすいため、筋力の維持・向上に努めましょう」と述べています。

また、筋トレを推奨する科学的根拠として、18〜98歳を対象とした研究やそれらの解析結果が紹介されています。筋トレをしている人は、していない人に比べて死亡率が15％も低くなっています。国際的な身体活動ガイドライン策定のために実施されたレビュー（研究論文の評価・分析）によると、筋トレによって高齢者の転倒、骨折のリスクが低減することが分かっています。

骨粗しょう症によって骨がもろくなっていると、ちょっとした転倒が大腿骨頸部（脚の付け根の骨）の骨折を招きます。高齢者が寝たきりになってしまう主な原因の一つです。

一方、筋トレをしている高齢者の割合は60代で9％、70代で11％と低いのが実情です。高齢者は「ロコモティブシンドロームやフレイル、骨粗しょう症を特に発症しやすい」として、筋力や身体機能、骨密度の維持改善が期待できる筋トレを積極的に勧めていく必要があると強調しています。

ここで言及されている「フレイル」は高齢者の健康づくりの面から今、最も注目されている言葉の一つです。英語のフレイルティー（ｆｒａｉｌｔｙ）が語源で「虚弱」と訳されますが、実際には「要介護の一歩手前の状態」という意味で用いられています。

介護予防には「フレイル予防」の観点が欠かせません。この本でも後ほど、弘子さんの活動に即しながら、詳しく述べていきます。

欠かさず通っているヨガ教室

「いくつになっても自分のことは自分でする」という介護予防に向けた弘子さんの挑戦は、筋トレだけに限りません。3月末の土曜日、取材班は松井産業敷地内の別棟で行われている「ヨガ教室」を見学に訪れました。

「右鼻を右の親指で押さえ、左鼻で息を吸い込み、左から出します」

講師の合図にしたがって、参加者が決められた回数の呼吸を繰り返します。左が済んだら次は右。左の鼻を押さえるのは右手の薬指です。

「右鼻で息を吸い込み、右から出します……」

傍で聞きながら、押さえる指はどれだったかと

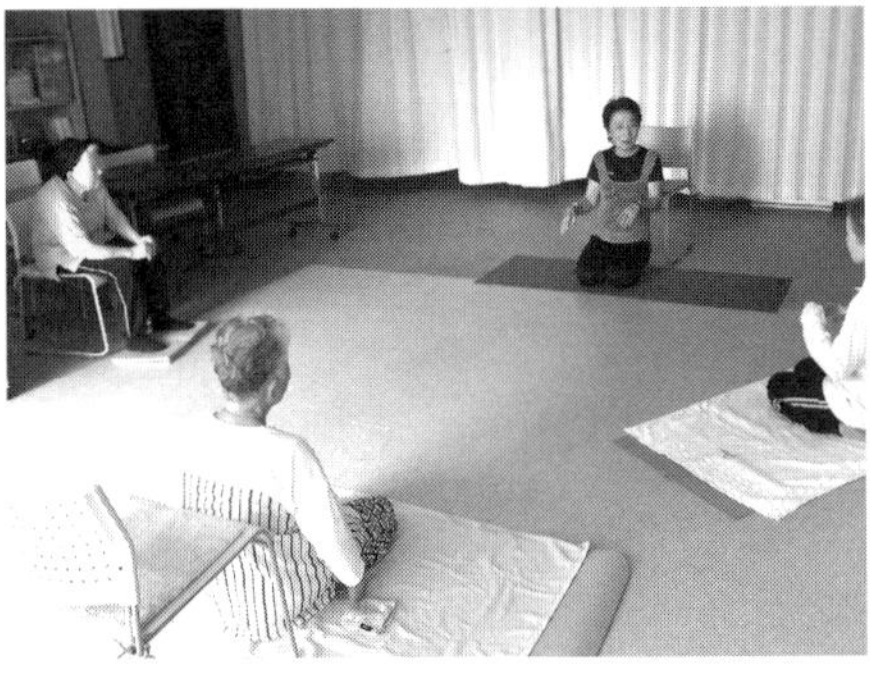

頭が混乱してきますが、参加者は慣れたしぐさでリズミカルに息を入れ替えます。照度を落とし、落ち着いた雰囲気の部屋のフロアにヨガマットを敷いた参加者が、講師を取り囲むようにして陣取ります。その中には弘子さんの姿もありました。

ヨガ教室は２０１８年、加齢により日々の活動量が落ちてきた弘子さんを心配した孝司さんが、ヨガ・インストラクターの吉田陽子さんに講師を依頼して始まりました。毎週土曜の午後に開かれるヨガ教室に弘子さんは欠かさず通っています。会田さんや近所に住む友達と一緒に参加していることも、弘子さんには励みになっているようです。

呼吸法を済ませると首の運動、そしていすに腰かけての足の運動へと続いていきます。膝を伸ばし、足の指でグー、パー、チョキを作ります。速い動きにも弘子さんは遅れずについていきます。

「足首が固まっちゃうと、つまずきやすくなります」

吉田講師の説明に弘子さんがうなずきます。高齢者の転倒は多くが住み慣れた家の中で起こっています。それもカーペットの縁とか電気コードなど、ほんのわずかな「段差」につま先が引っかかることが多いのです。

楽しみな「おしゃべりタイム」

足首といえばこの日、ヨガが始まる前にこんなシーンがありました。弘子さんがヨガ用の5本指ソックスを何気なくすっと履いたのを見て、周りから「靴下を自分で履けるのがすごい。年を取ると足の爪も自分で切れなくなるから」と声が上がったのです。吉田講師も「足首と腰が柔らかいんですね。私の生徒さんでも、加齢で指が変形して（5本指ソックスが）いっぺんに履けない人がいます」と話し、弘子さんが日常生活に不自由しない体を維持していることに改めて感心した様子でした。

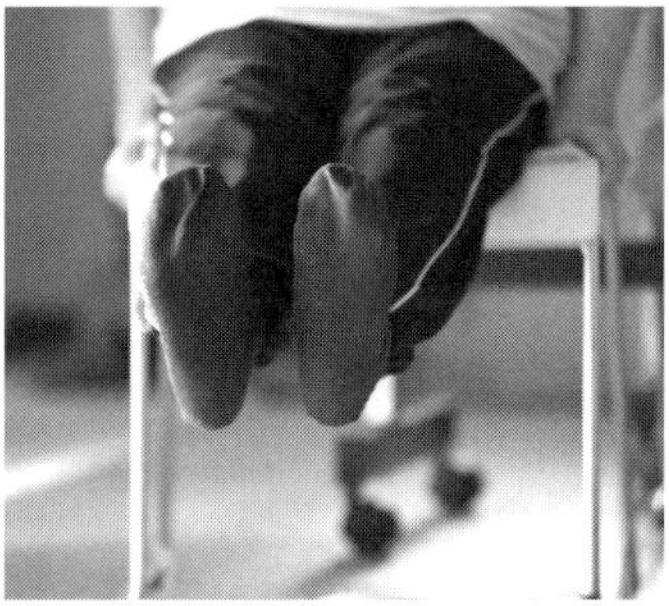

さて次は、いすに腰かけながら膝裏を手で支え、下腿（ふくらはぎから下）を持ち上げる運動です。これはジムで行っている筋トレの「レッグエクステン

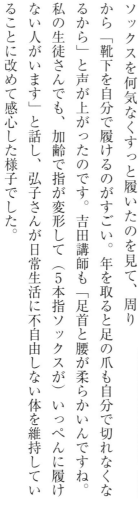

ション」に近い動きです。続いて右の太ももを上げ、外側に大きく開いて下ろしてから元に戻す運動を行います。右が終われば左、そして最後は両方の太ももを同時に上げ、左右に広げて下ろします。

取材班も体験してみましたが、腹筋と股関節周りにかなり強い負荷がかかる運動です。弘子さんは脚をあまり高く上げませんが、テンポよく動作を繰り返します。吉田講師から「ヨガは人に合わせません。自分の体調に合わせてマイペースで。人に合わせると体を傷めます」と声がかかります。

ほぼ休みなく1時間ほど体を動かした後、休憩時間に入ります。参加者が毎回楽しみにしている「おしゃべりタイム」でもあります。この日は眉毛をタトゥー（入れ墨）にしているとMRI検査ができないという話から、飲んでいるサプリメント、ネギのおいしい食べ方（焼き鳥のタレを絡めるとおいしいそうです）まで、話題が多方面に広がりました。ヨガで体を目覚めさせ、心地良い汗をかいただけに、口も滑らかに動くようです。

休憩後はいすの背に手を置いてのつま先立ち、骨粗しょう症予防のかかと落とし……などで再びたっぷりと汗を流しました。最後は深呼吸をして、全員で合掌です。「ナマステー」

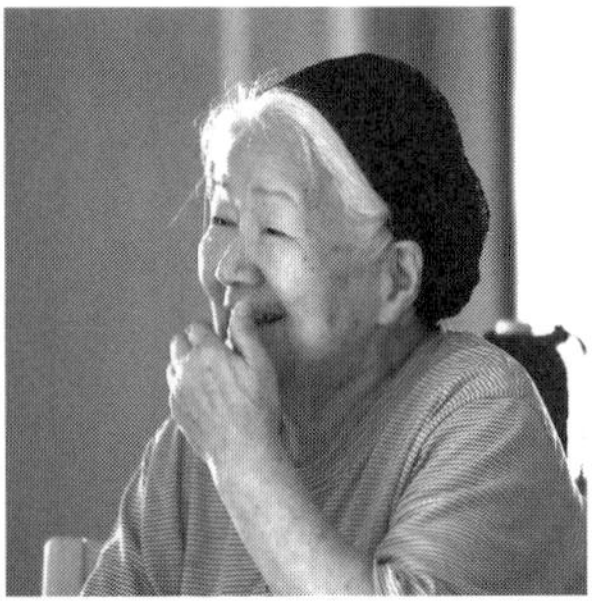

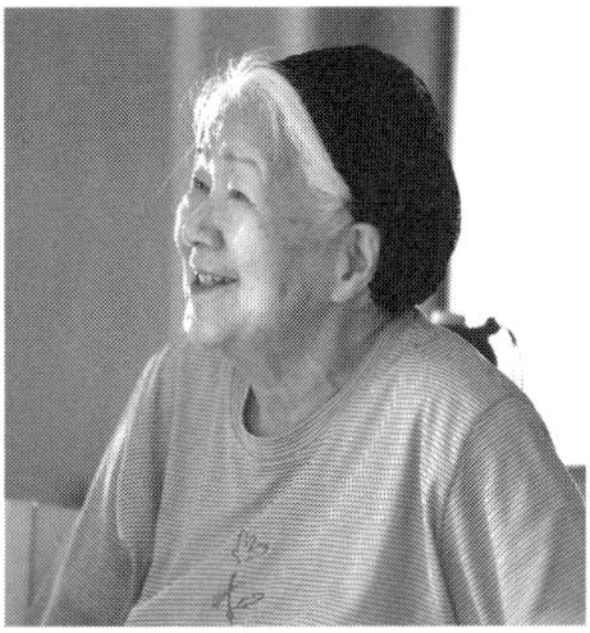

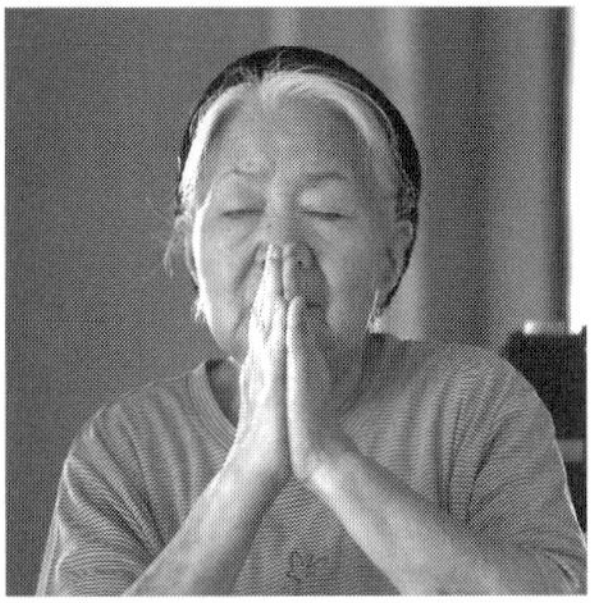

「できないなりにやる」のがコツ

「とってもまじめで、芯がしっかりしています。気持ちが前向きで、年を取っても『他の人には負けたくない』という心の強さがあります」

吉田講師は弘子さんを評してそう話します。「はじめに」でも紹介した弘子さんの〝負けず嫌い〟の一面が、健康づくりに一役買っている良い例だと言えるでしょう。吉田講師はこう続けます。

「高齢になってできないことが増えると、もうダメだと思ってしまう人が多いですが、できないなりに一生懸命やるという気持ちが弘子さんにはあります。前まではマットに座ったり、寝転がってヨガをしていましたが、腰の痛みがあるので、今はいすを使っています。いすだと体を動かせる範囲が狭くなりますが、工夫してやっています」

弘子さんは吉田講師がヨガを教えている生徒の中でも最高齢です。

「皆さんの目標ですね。年を取ってもあんなふうに元気でいたいと思わせてくれています。私にとっても憧れです」

吉田講師のいう「できないなりにやる」という姿勢は、先述した厚生労働省の「身体活動・運動ガイド」が推奨事項として「個人差を踏まえ、強度や量を調整し、可能なものから取り組む」と述べていることと重なります。

またガイドでは、筋トレと並んで高齢者に推奨されている「多要素な運動」には体操やダンス、ラジオ体操、ヨガなどの多様な動きを伴う運動が含まれると明記されています。弘子さんが日ごろの筋トレに加え、週1回のヨガ教室に参加していることは、国がまさに今、進めようとしている「健康づくり」の方向性を先取りしているといってもいいでしょう。

ヨガを終え、参加者同士でお茶の時間を楽しみます。「その年には見えないよ」と言う会田さんに、「こんな年だと思いませんよ。自分でもびっくりしています」と笑って答える弘子さんなのでした。

お気に入りの足裏マッサージ

取材班が百年健康倶楽部に通い始めてから1カ月と少しが過ぎた2024年

5月上旬、弘子さんがジムに顔を出す回数は以前よりぐんと増えていました。カメラを構えると「写真を撮るならどの機械がいいかしら」と被写体になることにも抵抗が薄れてきた様子です。「チェストプレス／ローウィング」のマシンを動かして「あー疲れた」と言って一休み。しかし、すぐにまた動作を再開して、25回をこなしました。

「いつもより（息が）フーフーしちゃいます」

そう言いながら、胸を大きく広げる「フライ」、脚を左右に開いて閉じる「アダクション／アブダクション」とトレーニングを進めていきます。この日、弘子さんは脚の付け根に少し張りを感じていたようです。そばで見守っている会田さんが「頑張っている証しよ」と声をかけます。

マシントレーニングを終えると、お気に入りの足裏とふくらはぎのマッサージを行います。フロアを横切り、整体・マッサージ器のエリアに向

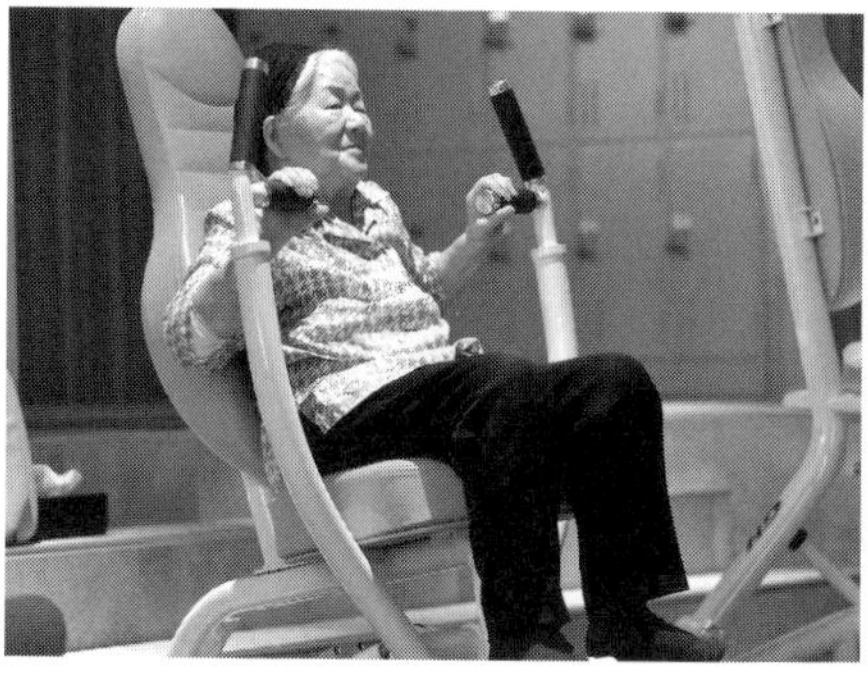

かってスタスタと歩いていく姿を見ると、確実に筋力が向上しているようです。

「最初は痛かったんです。それは足の入れ方が悪かった。足を前のほうに出すと、ふくらはぎがよくもめるんです」

マッサージ器に足を入れながら弘子さんは説明します。機器の扱いにも十分慣れてきたようです。

田んぼと自転車で鍛えた脚力

毎週土曜のヨガ教室も休まず続けています。

「転倒防止のために、つま先を上げる運動があるんですが、弘子さんは私よりも上がるんです」

会田さんがそう話すと、弘子さんは「小さい時から脚は鍛えているんです、田舎の田んぼの中で」と言って笑います。

弘子さんが生まれた現・吉川市周辺は江戸時代に新田開発が進められ、有数の水田地帯として知られてきました。また、取れた米を江戸に積み出すため、中川を利用する舟運も発達しました。今でも市の面積の3割以上が水田という田園地帯です。川と田んぼは弘子さんのまぶたの裏に残る原風景なのです。

「自転車は小3の頃から乗っていました。おじいさんが魚釣りが好きで、自転車に乗って釣りに行っていた。行かない時に借りて乗ってたんです。男の（自転車）だから、またげないんです。（サドルに）腰かけないで真ん中の棒（フレーム）を持って乗ってました」

小学生で大人用の自転車に乗っていたということは、小さい頃から運動神経がよかったのですね？

「どうでしょう、ほかに乗る自転車がなかったですからね。うちは農家だったから庭が広くて、そこで練習したんです。今みたいに道に自動車が走っていなかった頃ですし。昔の人はどこに行くのも自転車でした。一番上の兄は杉戸農業学校（現・埼玉県立杉戸農業高校）に行くのに越谷駅まで、二番目の兄は粕壁中学校（現・埼玉県立春日部高校）まで自転車をこいでいました。昔の人は大変でしたね」

今でも自転車に乗れるでしょうか。

「乗れば乗れるかもしれませんが、周りから止められます（笑）」

身の回りのことをこなす工夫

「おむつになっちゃったらいけないと思う。老人会に行くと、70歳の人がその上のおばあさん（母やしゅうとめ）の世話をしているという話も聞きます。それだけは、他人の世話にならないようにと気をつけています」

弘子さんはそう言います。介護される生活が即、不幸だとは言えません。しかし、弘子さんが維持したいと思っている「いくつになっても自分のことは自分でする」という生活のあり方は、誰にとっても偽らざる本音でしょう。

弘子さんは95歳にして、身の回りのことは一人でこなせます。食事作りと後片付けは孝司さんの妻・正子さんに任せていますが、自室周りの掃除や衣類の洗濯は自分でやります。お風呂ももちろん介助は不要です。

「洗濯物も自分で干します。2階にサンルームがあるので、そこに干すんです。洗濯は毎日します。だって（まとめて洗うことで）量が増えたら、2階に運ぶのが大変でしょう」

弘子さんの洗濯物の運び方はユニークです。洗って脱水したものをゴミ袋に入れると、階段の途中に放り上げます。そしてそこまで階段を上がったら、袋をまた上に放り投げる、という方法で洗濯物を2階に持ち上げるのです。

「お友達の中に、洗濯物を入れたかごを持って階段を上がっていたら、足が引っかかって転んだという人がいるんです」

弘子さんはその話を聞き、手が自由に使える状態で洗濯物を2階に上げる方法はないかと考えて、この「ゴミ袋」方式を発見したというわけです。ここにも「できないなりにやる」という姿勢が表れています。

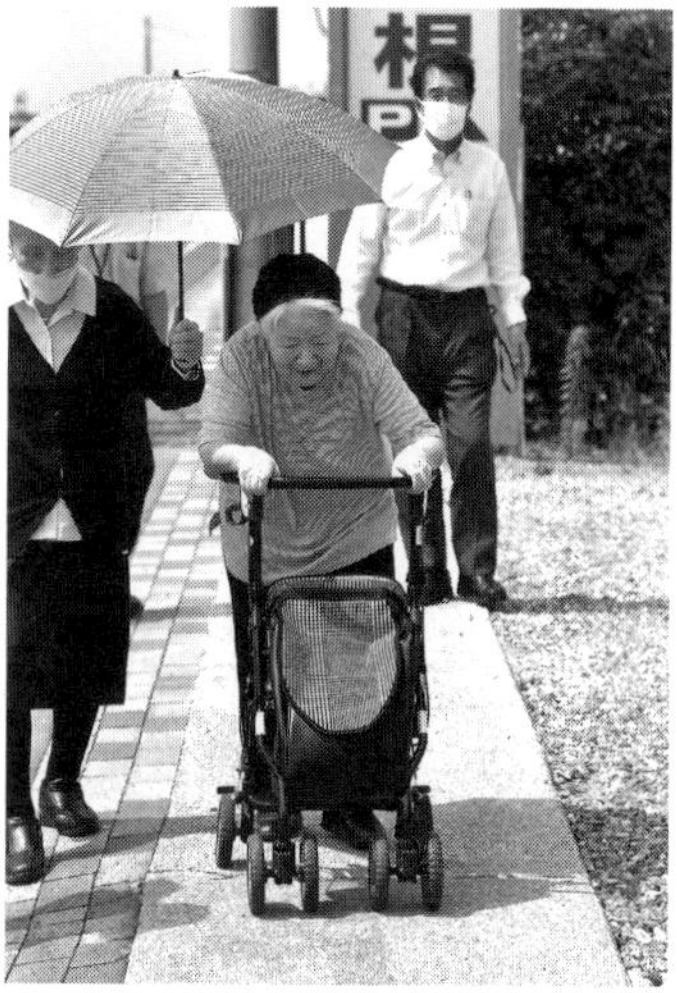

介護予防には「フレイル予防」

他人の世話になるとは、すなわち「要介護状態」のことです。2024年版の「高齢社会白書」によると、要介護認定を受けている高齢者の割合は65〜74歳で3％、75〜84歳で12％、85歳以上では45％に上ります。

先ほど健康寿命の延伸はもはや「国策」だと述べましたが、実際に日本人の健康寿命は延びています。2022年の推計では男性が72・57歳、女性が75・45歳で、2010年と比べてそれぞれ2・15年と1・83年、長くなりました。これはいずれも平均寿命の伸びを上回っています。しかしそれでも、平均寿命（2024年）と健康寿命の差は、男性で8・52年、女性では11・69年あります。さっくり言えば、この年月が「他人の世話」にならざるを得ない期間です。

いったん要介護状態になると、そこから元の健康な状態（日常生活に制限がない状態）に戻るのは大変に困難だとされます。したがって、要介護状態となる一歩手前の「フレイル（虚弱）」で体の衰えの進行をいかに止めるか、またはフレイルに陥らないようにすることがとても重要です。

また、ここで覚えておきたいのは、フレイルであれば元の健康な状態に戻れるということです（難しい言葉を使うと「可逆性」がある、といいます）。ですからフレイルやフレイルリスクの早期発見、早期対応が介護予防、すなわち健康寿命を延ばす上での鍵になってきます。

栄養・運動・社会参加の3本柱

フレイル予防やフレイルからの回復には以下の3点が重要だということがすでに分かっています。

①栄養（バランス良く、皆で楽しく、よく噛んで、しっかり食べる）
②運動（今より10分多く、体を動かす）
③社会参加（自分に合った活動を見つけ、社会とのつながりを持つ）

フレイルの直接的な原因は、加齢によって筋肉が衰える「サルコペニア」という現象です。筋肉の衰えを招くのは低栄養（たんぱく質の摂取不足）と運動不足です。したがって①の栄養、②の運動が欠かせないのは明らかですが、実はそれらにも増して③の社会参加が大切です。毎日1万歩も歩いているが近所付き合いなどのない人と、運動は苦手だが町内会の手伝いやボランティア活動をしている人を比べると、後者のほうがフレイルになるリスクは低いのです。

社会とのつながりがなくなることがフレイルの入り口です。生活範囲が狭まり、気落ちが沈みがちになります。外で体を動かす機会が減ると、運動不足になるのはもちろん、おなかもあまりすかないので食べる量が減り、栄養不足になります。それによって筋肉が減少し、ますます外に出るのがおっくうになって家に閉じこもりがちになる——そんな悪循環が生まれるのです。

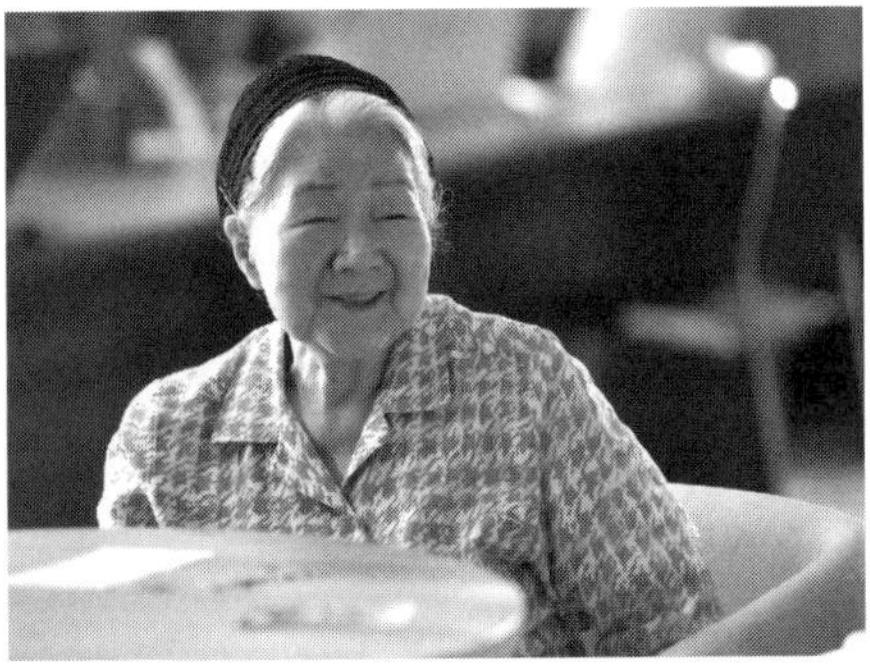

弘子さんが百年健康倶楽部で行っている筋トレや、週に一度のヨガ教室は、まさにフレイル予防の取り組みと言えます。②の運動面で効果的なことはもちろんですが、何よりも③の社会参加になります。毎日ジムに顔を出せば、友達

や知り合いと会っておしゃべりをしますから、地域社会とのつながりを常に保っていられる場でもあります。

おしゃれを楽しんで介護予防

また、外に出て人と会うのに身だしなみを全く気にしない人は少ないでしょう。弘子さんはいつも、お気に入りのネットキャップをかぶり、小粋なヘッドバンドをしています。かつては浅草の松屋や上野の松坂屋など、もっぱら買い物は東京のデパートだったという〝おしゃれさん〟なのです。

もっとも弘子さんは「髪が白いから隠しているんですよ。この近所には髪が白い人（お年寄り）があまりいないから……」と控えめな口調です。

白い髪もまたすてきなんじゃないですか？

「私の白髪は黄色っぽくなるんです。もっときれいな白髪ならいいんですが。美容室の人に聞いたら、そういう体質、髪質だからと言われました。白髪がきれいに白く染まるの（染毛剤）があるといい」

もう年だから外見なんか……といった考えは弘子さんにはありません。おしゃれ好きという性格もあるでしょうが、夫の廣司さんと一緒に公的な場に出る機会が多かっただけに、常に他者から見られている立場を意識することが、身についているのかもしれません。人の目を気にするというより、第三者の視点から自分を見つめ直すことは、心と体の若々しさを保つモチベーションにつながります。

そして①の栄養面については「はじめに」の12ページから、正子さんの手による、ある1週間の献立を紹介しました。食事を作ってくれた人への感謝を込めながら箸を取ることは、それだけで人とのつながりを実感することになることでしょう。

113ページからの第3章では、弘子さんの日々の食生活に即して、今とりわけ注目されている「オーラルフレイル」予防の重要性を紹介しています。しっかり噛んで食べられることが、誰もが関心のある「認知症予防」とも関係していることが分かってきました。健康寿命延伸のさまざまな知恵が、弘子さんの送る毎日には詰まっています。

筋力レベルが上がってきた！

２０２４年５月下旬、関東地方は雨模様の天気が続きました。最高気温が25度を超える夏日も多く、蒸し暑さが増していた頃ですが、弘子さんは毎日、元気にジムに通っていたようです。

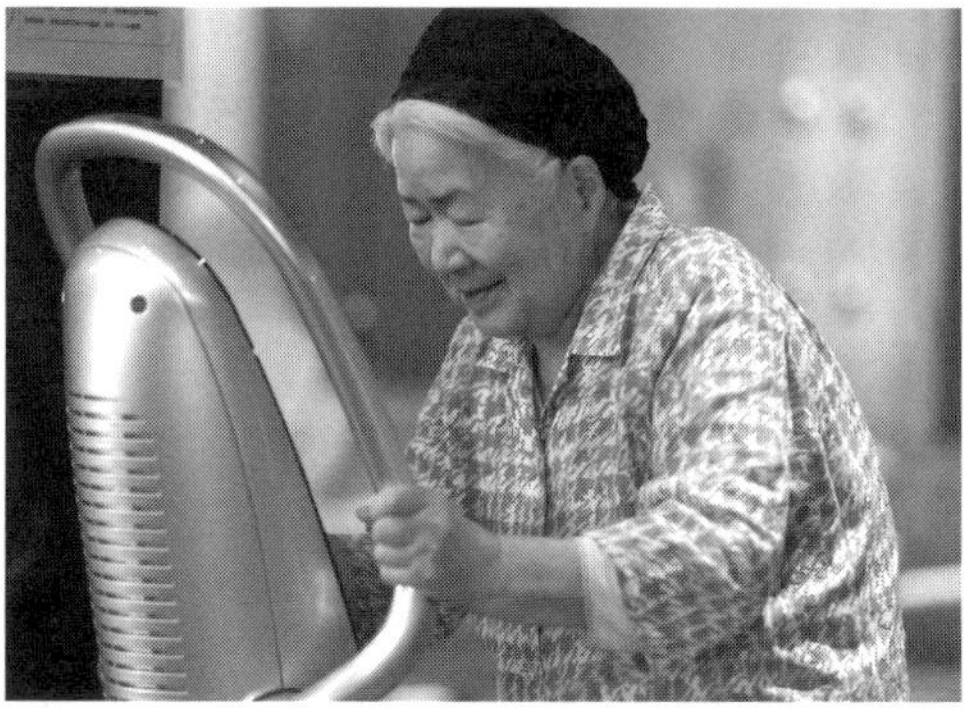

「だんだんやれることが増えています。昨日は初めてソニックスに立って乗れました。半分の時間でいいよ、ということで」

取材班が訪れるのを待ち構えていたように、会田さんが教えてくれます。音波の振動によって全身に運動効果をもたらすＳＯＮＩＸ（ソニックス）は、弘子さんが２カ月前に挑戦したものの、ハンドルを握り続けるのが難しく、立って乗るのを断念したマシンです。１回10分が目安ですが、半分の５分でも立ち続けられるようになったのは大きな進歩です。

いつものように筋トレは「ショルダープレス／ラットプル」からスタートします。ちょっときつそうな表情を浮かべますが、20回をこなして「レッグエクステンション／レッグカール」に移ります。

「これは楽です」と弘子さん。脚の筋力が増している証拠かもしれません。

「軽いと思う時は回数を多く、重い時は回数を少なくするんです」

体の声を素直に聞き、無理のない範囲で、頑張れるところまでは頑張るというのが、弘子さんが守っている筋トレの〝鉄則〟です。

続く「チェストプレス／ローウィング」では動作を繰り返すに従って、息が荒くなってきました。運動効果を得るには高齢者でも一定の高さまで心拍数を上げる必要があるので、弘子さんもそれを意識しているようです。

レッグプレスが生む快眠効果

取材班が驚いたのは、弘子さんが次に「レッグプレス」のシートに腰かけたことです。筋トレを初めて間もない頃は「いつも家の階段を上り下りしているから、脚は（鍛えなくても）大丈夫でしょう」と言って避けていた種目です。

両足を置いた板を強く踏みつけると、股関節と膝関節が伸び、シートを後ろに送り出す動きが生まれます。脚がよく伸びたダイナミックな動作を弘子さんは繰り返します。

「これをやると、夜によく休めますよ」

目を丸くする取材班を横目に、弘子さんは涼しげな口ぶりです。

「内側のバーを持つと重いんですね」

そう言いながら、手を置く位置によって負荷が自分に合うように調整しているのが「フライ」のマシンです。回数をこなすうちに、てこの原理がどう働くのか体で分かってきたようです。だんだんと初心者の域を超えてきました。

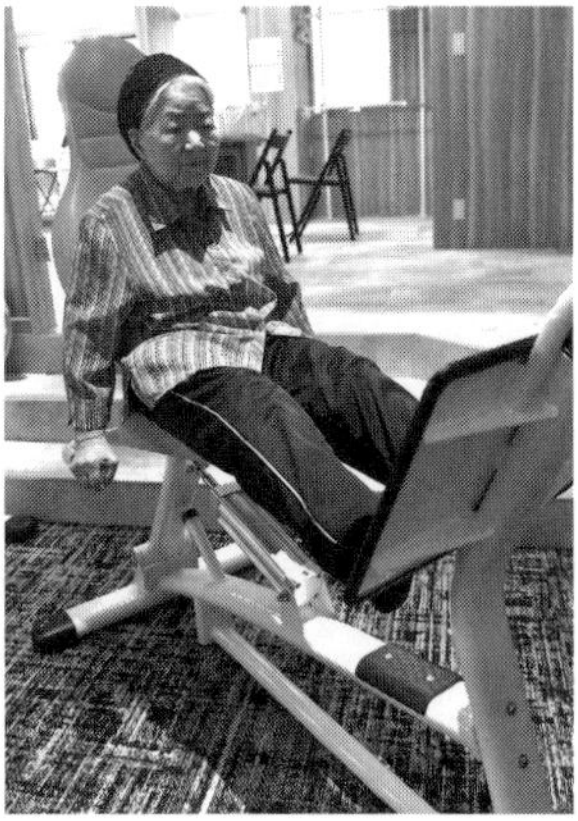

次は内ももとお尻などの筋肉を交互に鍛える「アダクション／アブダクショ

ン」のマシンです。

「転んで足を広げても大丈夫なようにね」

そう言って弘子さんは動作を繰り返します。それぞれのマシンで行う運動がどんな効果をもたらすのか、すっかりのみ込めているようです。

最後は「アブドミナル／バック」のマシンで腹筋、背筋を鍛えます。

12種目の筋トレを2〜3回り

ジムに8台あるマシンによる筋力トレーニングのうち、弘子さんは腰に不安があるとして「スクワット」だけは避けています。スクワットは正確な動作で行えれば、背中から太もも、お尻、ふくらはぎまで体を広範囲に鍛えることができます。また体幹を安定させるのにも効果的です。

ただ、多くの筋肉、関節を協働させる必要があり、動作の習得が難しいので

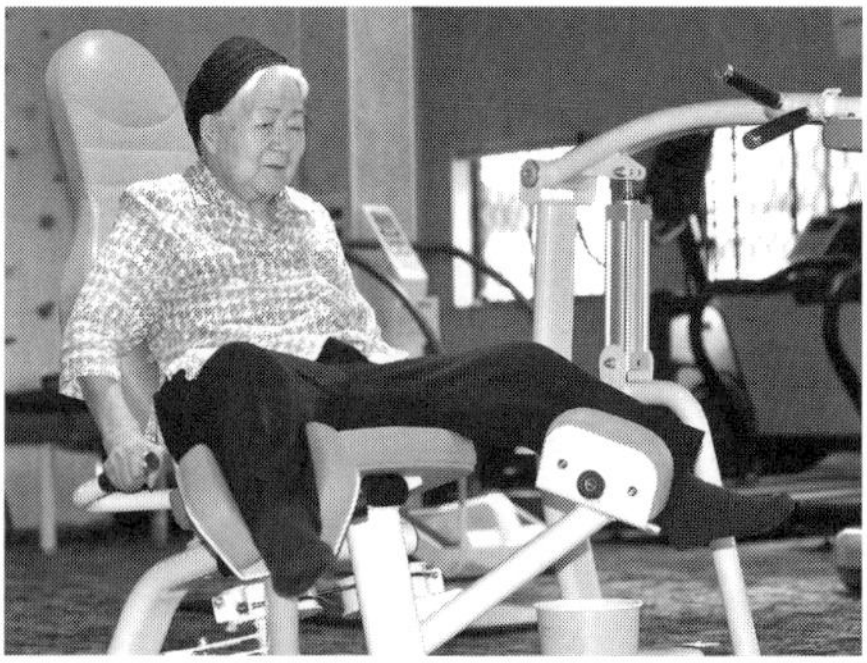

す。マシントレーニングのスクワットはフリーウエイト（バーベルを使った運動）よりはやりやすいのですが、高齢者が無理をして挑戦する必要はない種目だとも言えます。

最初に述べた通り、百年健康倶楽部には1台で2種類の動作ができる構造のマシンが複数台あります。7台のマシンを使い、計12種類のトレーニングを1セット20回を基本として、2巡（各2セット）するのが弘子さんの日々のルーティン（日課）になりました。

「3回りする日もあるんですよ」

会田さんは心底感心するといった顔で教えてくれます。

筋トレを終え、弘子さんはいつもの足裏マッサージ器に足を入れながら、仲の良い友達とおしゃべりをします。話題はテレビの大相撲中継です。埼玉県にゆかりのある力士を応援していると話す弘子さんの姿は、どこにでもいる可愛らしいおばあちゃんです。95歳になるその体のどこに、誰もが驚くような元気パワーがあるのかと不思議でたまらない取材班なのでした。

昭和27年、長男・孝司さん誕生

いつもは筋トレに汗を流している百年健康倶楽部の一角で、弘子さんがテーブルに向かい、小さな紙片をじっと見つめています。

「これはシドニーですか。いつだったたか、忘れちゃいましたね」

ヨットの帆を思わせるユニークな形の屋根で知られるオペラハウスが海に浮かぶ景色を眺めながら、弘子さんは首をひねります。この日、取材班は弘子さんにお願いして、昔の写真を見せてもらっているのでした。

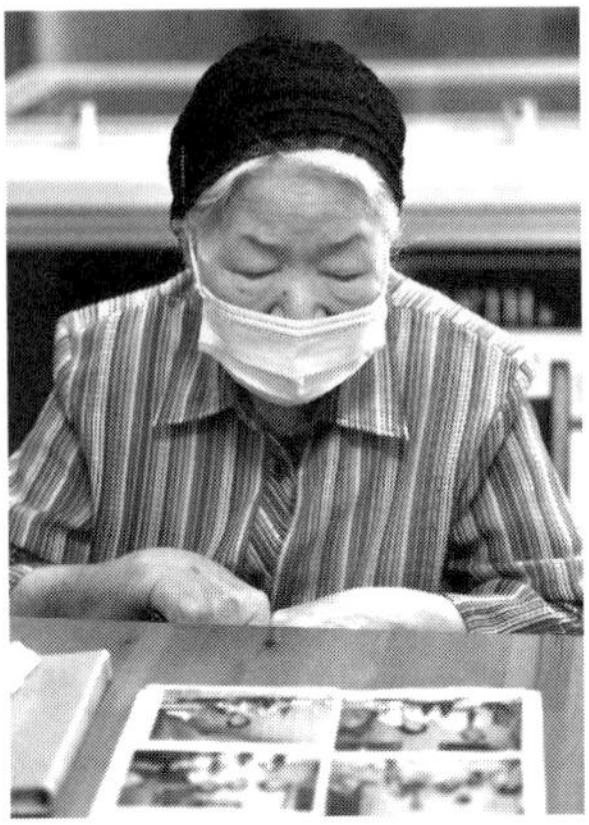

社内旅行や親睦会などの風景に交じって、オーストラリアやシンガポールなど海外で夫の廣司さんと一緒に収まっている写真が目に留まります。廣司さんが国際的な社会奉仕団体であるロータリークラブの活動に携わっていたことから、その活動の一環として外国に赴く機会も多かったのでしょう。

一枚一枚の由来が思い出せないのは当たり前かもしれません。

　それでもはっきりと記憶に残っている写真もあります。産着（生まれたばかりの赤ちゃんに着せる服）にくるまれた赤ん坊を抱いていすに腰かけている夏服の女性と、帽子を頭にちょこんと乗せた開襟シャツの男性。少し赤みがかったモノクロ写真に写っているのは、若き日の弘子さんと廣司さんです。

　この赤ちゃんはどなたですか？

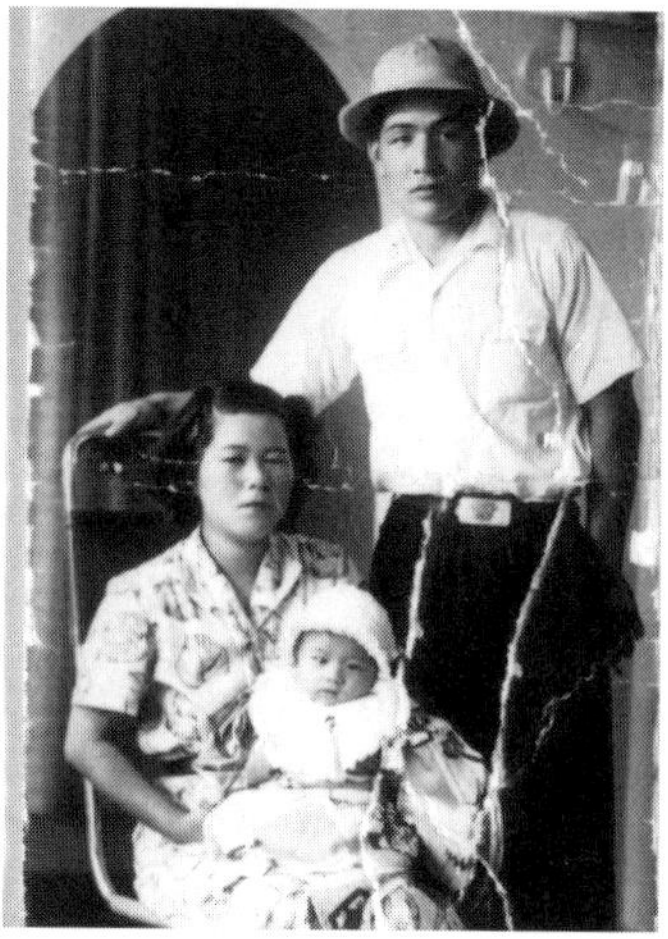

「長男です」
　弘子さんは即答します。赤ん坊は孝司さんです。孝司さんの誕生日は1952（昭和27）年5月ですから、お宮参りの時に撮影された写真でしょうか。
「実家に行って、それから野田の戸澤写真館で撮ったんです」
　千葉県野田市の戸澤写真館は、戦争から帰還後、野田市にしばらく住んでいた映画監督の小津安二郎が復員記念の家族写真を撮った写真館で、小津ファンにとっては〝ゆかりの地〟として知られます。

やったことがなかった七五三

もう一枚のモノクロ写真には弘子さんと3人の子どもたちが写っています。左端が孝司さん、中央は孝司さんの弟で現・松井産業社長の宏之さんです。宏之さんが千歳あめの袋のようなものを提げているところを見ると、これは七五三の時に撮った写真でしょうか。

ところが弘子さんは「違う」と言い切ります。

「七五三とか、そういうのはやっ

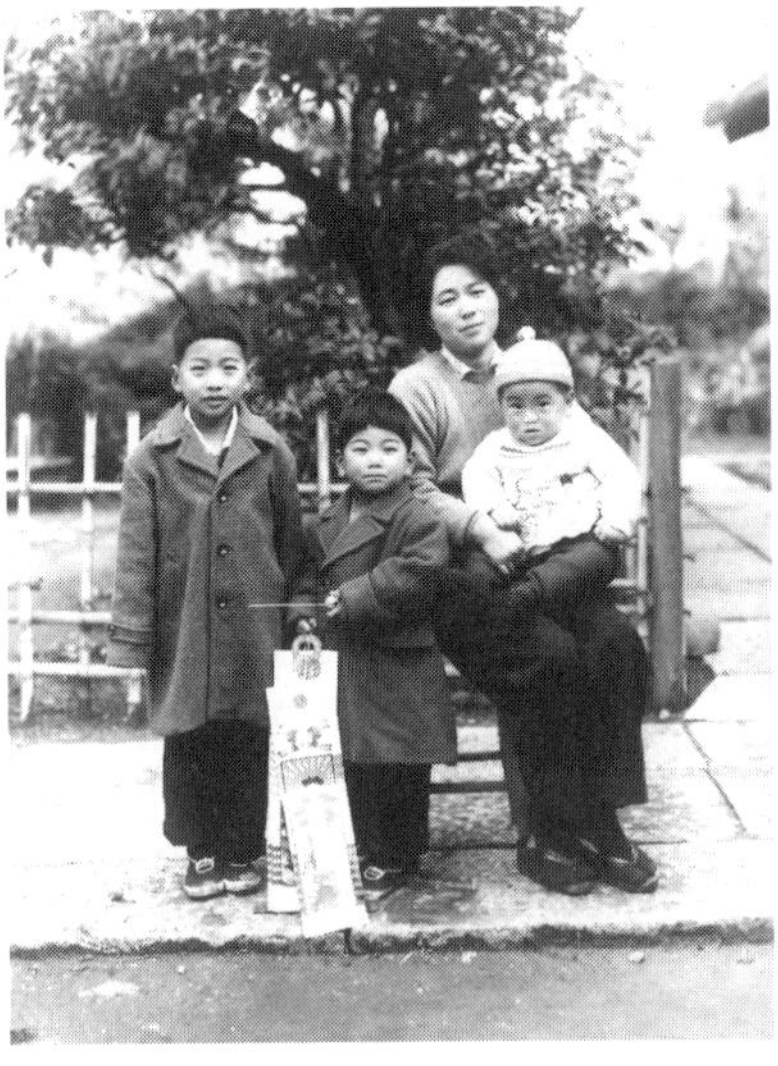

たことがないんです。あめは神社にお参りに行った時にたまたま買ったんでしょう」

写真が1960年代の半ばあたりに撮られたとすると、その頃の松井産業は養鶏業向けの飼料販売から、現在に続く主要部門である不動産業に軸足を移しつつありました。廣司さんは1967年に3代目社長に就任しています。弘子さん自身も夫の片腕として会社を支えるのに忙しく、家族行事どころではなかったのかもしれません。

当時のことを長男の孝司さんがこう語ります。

「朝起きたら、母親はもう（仕事場に出て）家にいませんでした。その頃は住み込みの社員が4～5人いて、家族と合わせて12人分くらいのご飯を作っていました。両親ともほとんど顔を合わさない。顔を合わせれば叱られていました。長男でしたから、一番上を叱ればほかの兄弟も言うことを聞くという感じですかね。春休み、夏休み、冬休みにはおふくろの（吉川市の）実家に預けられていました。おふくろは50代くらいまでは本当に忙しく働いていたのではなかったでしょうか」

「優しくしてやるひまがない」

もちろん好きで子どもと顔を合わさない親がいるはずはありません。折しも日本は高度成長期を迎えていました。会社の業績が右肩上がりに伸びていくとともに、社会のあり方もガラッと変わっていきました。誰もがなりふり構ってはいられなかった時代です。弘子さん自身もこう振り返ります。

「私は会社の〝飯炊き女中〟みたいなものでしたから。住み込みの人がいたので、朝昼晩と食事を出さないといけませんでした。それからおやつも出しましたね。近所にパン屋さんができて、3時になるとパンを届けてくれるんです。子どもに優しくしてやるひまがありませんでした」

古い写真を眺めていると、弘子さんのまなざしは結婚した頃にまでさかのぼっていくようです。

「姉が松井の本家に嫁入りしていたので、私もよく遊びに行っていたんです。だから宇一さん（松井産業創業者、廣司さんの父）も私を見ていたんでしょうね。廣司の嫁に、ということになったんです。私は農家の生まれなので、商人としてお店に立つのは大変でしたよ」

松井産業の礎を築いた松井宇一さんは農家の三男として生まれ、若い頃から呉服店の手伝いをしていたそうです。1922（大正11）年に独立し、彦成村（当時）に松井商店を開きます。呉服店からスタートした松井商店は米穀業を手掛けるようになり、戦後は食料増産に励む農家向けの肥料販売や、現金収入を得たい農家に養鶏を勧め、その飼料販売も行い、地域経済を支えてきました。

多角的な事業拡大の先頭に立ったのが、一郎さん、廣司さん、克彦さんという宇一さんの子どもたちです。それぞれの個性を生かし、力を合わせて会社を盛り立てていく手腕は「松井3兄弟」として評判だったといいます。

パートに交じって卵詰め仕事

「嫁に来た時は稲刈りや稲こき（脱穀）をしましたよ、稲こきは足踏みの機械でやるんです。縄を再生して問屋に卸す仕事もしていました」

弘子さんはそう振り返ります。水田地帯で稲わらが大量に供給されることか

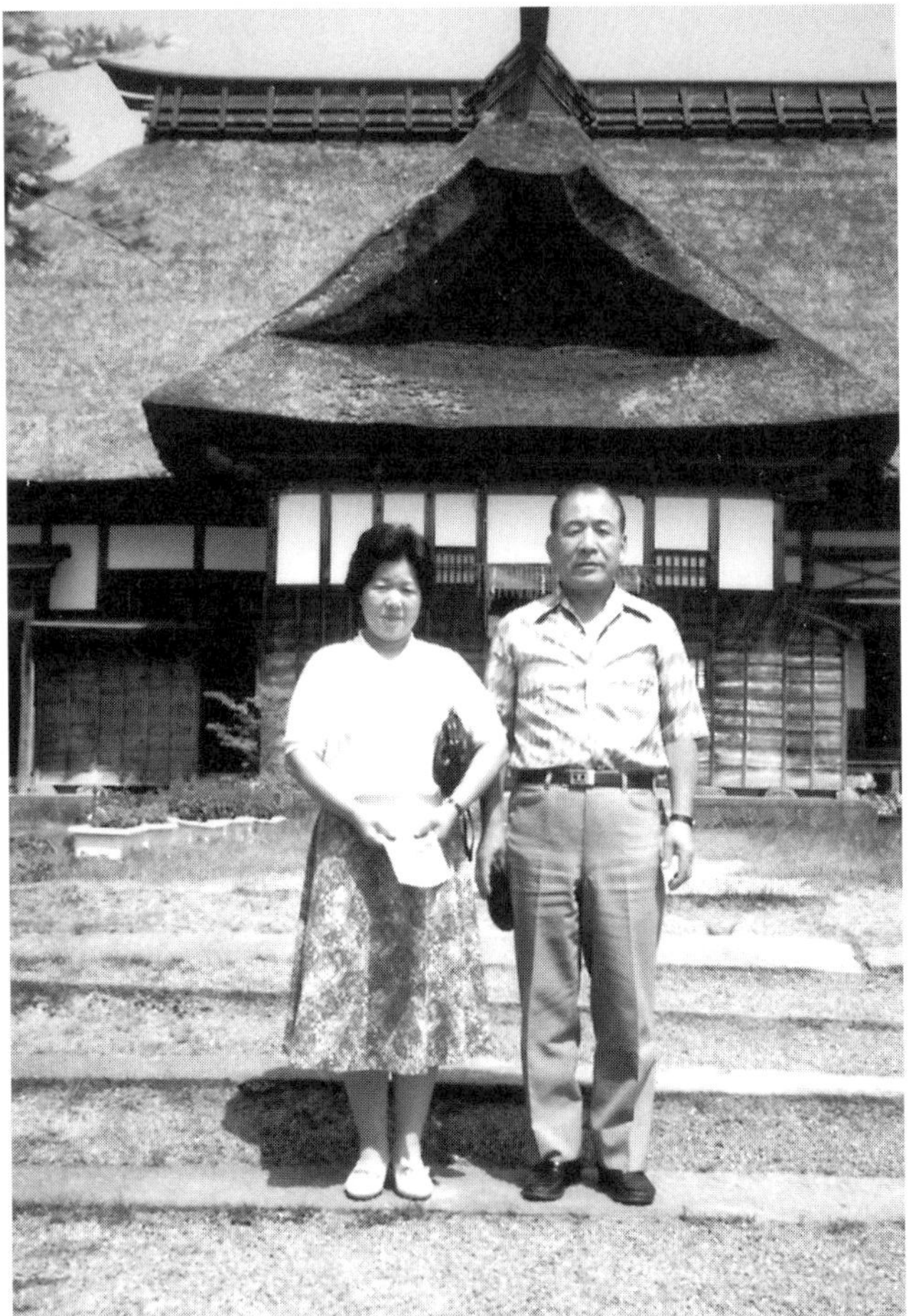

ら、この地域では昔から縄やこも（わらで編んだ敷物）など、わら加工品の製造が主要産業の一つに数えられていました。

現在、百年健康倶楽部が建っている場所は、かつて養鶏飼料の倉庫だったそうです。「ここにも鶏が200～300羽いたんです」と弘子さんは説明します。社員の賄いに追われる中、パートさんに交じって、鶏卵のパック詰め作業にも携わったといいます。

「レーンがあって、卵がベルトに乗って運ばれてくるんです。その卵を1個1個拭いて、もみ殻が敷いてある箱に詰めるんです。卵を詰めた箱に伝票をつけて、旗を立てて表の道路に置いておくと、運送屋さんが問屋に持っていってくれました」

子どもたちがまだ寝ている時間から仕事場に出て、一日中立ちっぱなしの仕事は体にこたえたはずです。しかし、昔の仕事ぶりを語る口ぶりは、どこか楽しげでもあります。夫の廣司さんや、その兄弟たちと一緒になって働き、働いた分だけ会社が大きくなっていくのを見るのは、弘子さんにとっても大きな喜びだったに違いありません。

社員ファーストと「天ぷら事件」

「会社の健康診断がある日、朝ご飯を抜いてきた社員のために、お昼に豚汁とか芋汁を作ってくれたり、おにぎりをこしらえてくれたこともありました。社員のためにお母さん（弘子さん）は一生懸命でしたね」

かたわらで話を聞いていた会田さんも、そう言って弘子さんの長年の苦労をねぎらいます。その言葉に刺激されたようで、弘子さんはこんなエピソードを明かしてくれました。

廣司さんが社長をしている頃、車で三郷市内を走っていると渋滞にぶつかったそうです。普段は渋滞もあまり起きない道なのにと不審に思った廣司さんは車を降り、様子を見にいったといいます。

「交通安全協会の会長もしていましたからね、何か起きたのかと気になったのでしょう。そうしたら松井産業の車が天ぷら屋さんの前に駐車して、道をふさいでいたんです。社員がお昼のおかずを買っていたんですね。夫は帰ってくるなり、私に『天ぷらやれ』と言いました。会社で社員のお昼用に天ぷらを揚げれば、外で迷惑をかけることはないだろう、というわけです」

自分や身内よりも社員のことを考え、さらに地域の利益を優先する。宇一さんが松井商店を創業した時からの社是であり、今なお受け継がれている松井産業のＤＮＡです。しかし、頼まれた側の苦労は並大抵ではありません。

「揚げるほうは大変ですよ、毎日ですからね」

弘子さんは「これが証拠ですよ」と言って、ブラウスの襟を少し下げてみせます。ある時、油が大量に跳ねて、やけどをしてしまったそうです。その跡が今もなお、首元の皮膚にうっすらと残っています。

交換学生に教えた日本舞踊

そんな目が回りそうな忙しさの中にあっても、弘子さんには大切にしている時間がありました。第４章で紹介する師範資格を持っている書道のほかにも、三味線、そろばん、日本舞踊と、さまざまな習い事をしてきました。

「はじめに」で倉庫にこもって三味線を稽古していたと述べましたが、同じく

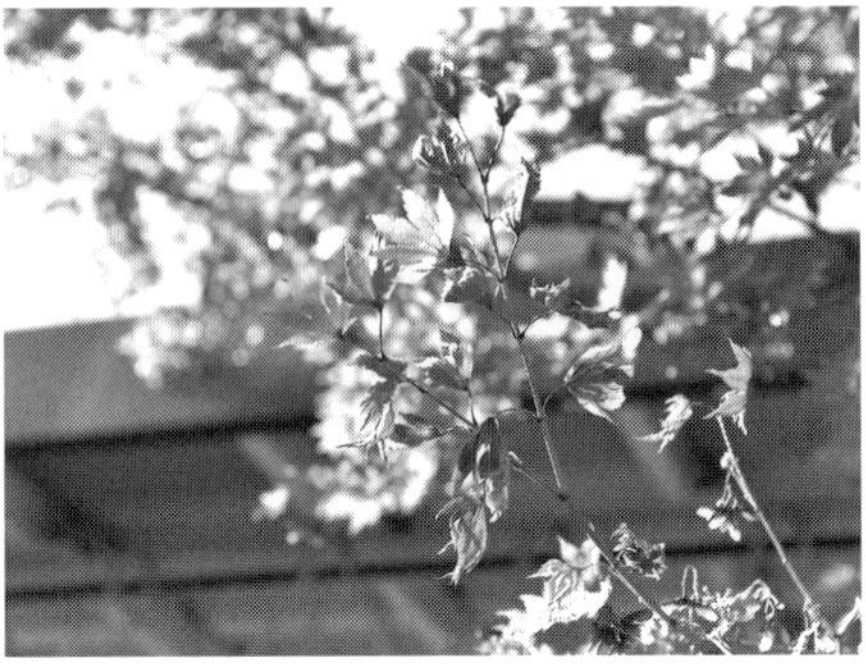

熱心だったのが日舞です。アルバムの中に床の間の前で踊りを披露している写真があります。50～60代の頃でしょうか。

「少しは踊れるんです」と相変わらず控えめな弘子さんですが、言葉の端からは真剣に取り組んできた様子が伝わってきます。

「日舞は本家の姉さんに『やりなさいよ』と言われて始めたんです。何回も何回も稽古しました。やはり、やりたい気持ちがあったので頑張れるのですね。まだ（地域の）婦人会の盆踊りがない頃に日舞を始めたんです。その後、盆踊りが始まったので、そちらにもお付き合いしました。地域の運動会では秩父音頭を踊りました。楽しかったですね」

好きなこと、やりたいことなら頑張れる――とてもいい言葉です。

日本舞踊といえばもう一枚、写真があります。弘子さんではありません。外国人とおぼしき少女が着物を着て踊っているところが写っています。

「カーステンさんといって、ロータリークラブ（ロータリー青少年交換）の交換学生でした。オーストラリアから来た中学生で、1年間ホームステイしました。3カ月ずつ、四つの家族が受け入れたんです。その一軒がうちでした。私が日本舞踊を教えたんです」

写真は株主総会を兼ねた会社の旅行に同行したカーステンさんが、懇親会で踊りを披露した場面なのでした。

「本当なら皆でバスに乗って行くんですが、カーステンさんが一緒なので車で別行動をしたんです。なぜって、バスの中で何が起こるか分からない。日本人はエッチな話も平気でしますから（笑）。でも踊りを踊ると人気があってね、株主のお客さんからお土産をもらって喜んでいました」

カーステンさんは三郷市の中学校に通っていたそうです。残念ながらホームステイが終わって帰国した後は、手紙のやり取りもないというのですが、東京などの都会と違い、田んぼが広がる日本の原風景に触れ、飾り気のないもてなしを受けた経験は忘れられない思い出になったことでしょう。

教科書がなかった高女時代

弘子さんは男女7人きょうだいの末っ子として生まれました。

「おふくろの実家は300年くらい続く大きな農家でね、親が教育熱心だったから勉強はできるほうだったんです」

孝司さんがそう話す通り、弘子さんは小学校を卒業し、対米英開戦から半年後の1942（昭和17）年に越ケ谷高等女学校（今の埼玉県立越ケ谷高校）に入学しました。


戦前、高等女学校への進学率は小学校就学率がほぼ100％となるにつれて上昇し、大正の終わりには15％近くと男子の旧制中学校進学をしのぐようになりました。終戦を迎えた1945（昭和20）年には約25％に達しています。当時はむしろ条件さえ整っていれば、女子に対する教育需要のほうが大きかったとも言えます。


しかし、すでに十分な教育が受けられる時代ではなくなっていました。

「勉強したのは1年生の時くらいです。2年生からは学校が軍用の革靴を作る工場になって、机もいすも全部、倉庫にしまわれてしまった。4年生の夏に戦争が終わるまで、ずっとそれをやっていました。4年生の3学期になってやっと勉強が始まったんですが、教科書がないですからね。教科書があったのは1年生の時だけでした」

カスリーン台風で関東水浸し

女学生まで根こそぎ動員せざるを得ないほど、日本の敗色は早くから濃かったわけですが、若き彼女たちは殺風景な日常にもささやかな気晴らしを見いだしていたようです。

「(東京都足立区の) 西新井に靴会社があって、そこの靴を作っていたようです。会社から指導員が来て、教室の入り口に立って生徒の働きぶりを見ているんです。友達同士で『来ているよ』と目配せしておしゃべりをやめたり、いなくなるとまたおしゃべりを始めたり……楽しかったですよ」

越ケ谷高女を卒業後、弘子さんは野田市の洋裁教室に3年間通いました。

「野田に映画館があったんです。友達が時々『いいのが入っているよ』と教えてくれるんです。そうしたら先生も『行ってきなさい』って」

終戦直後、日本は物価高騰とモノ不足にあえいでいましたが、一方で平和な時代の訪れに人々が胸を弾ませている様子が目に浮かぶようです。

ところでこの時期、あたりを襲った大規模な水害がありました。1947(昭和22)年9月、台風が日本に接近し、関東・東北地方に大雨を降らせました。有名な「カスリーン台風」です。利根川と荒川が決壊し、関東平野が一面水浸しになりました。この洪水により、吉川地域でも3~5メートルの高さまで水が上がったといいます。

「土手が切れたら水が来るぞということで、田んぼでは少しでも実の入った稲は刈り取ろうとしていました。うちの家でも床から1尺(30センチ)ほどの水が来たので、しばらく蔵で生活したんですよ。明治時代にも大きな水害があったので、それから高台に蔵を建て、米やみそ、しょうゆなど大事なものはそこにしまっておくようにしていたんです」

住民を救った実家の古い井戸

弘子さんが言う通り、大河川が列をなして流れる埼玉県東部は明治時代に何度も水害に襲われています。1890（明治23）年8月の水害では、弘子さんの実家がある旭村と隣の松伏領村（今の松伏町）の住民が協力し、数百メートルにわたって土を詰めた俵を5段積み重ねて置くなどして、水難から村と村人を守ったといいます。その功績を記念して建立された「協同碑」が今も吉川市内に残っています。

「昭和の水害の時は、枯れていたはずのうちの古い井戸に水が湧き出したんです。その水が小学校に避難している人たちの飲料水になりました。あの井戸はずいぶんと人を救いましたよ。水が引いたらまた枯れてしまいましたが」

江戸川と中川という二つの一級河川に挟まれる吉川市や三郷市は、古くから水の恵みを生かした稲作が盛んで、また舟運によって栄えてきました。一方で低地であるために、たびたび水害に遭ってきました。

そういう土地柄は自然と人と人との結びつき、思いやりをこまやかにします。

社員のために、地域のためにと二人三脚で働いてきた廣司さんと弘子さんの原動力も、地面に染み込んだ人間の歴史に源泉があるように思えてなりません。

戦争が奪い去った「二人の兄」

台風や水害など天災は恐ろしいものです。しかし、もっと怖いのが最大の人災と言うほかはない「戦争」です。弘子さんのは7人きょうだいのうち、長兄と次兄を戦死で失っています。

〈ご無沙汰しました　毎日元気で通学している事と存じます　少々茶目で困ると父上から手紙が来るぞ　明朗に元気一杯に立派な女

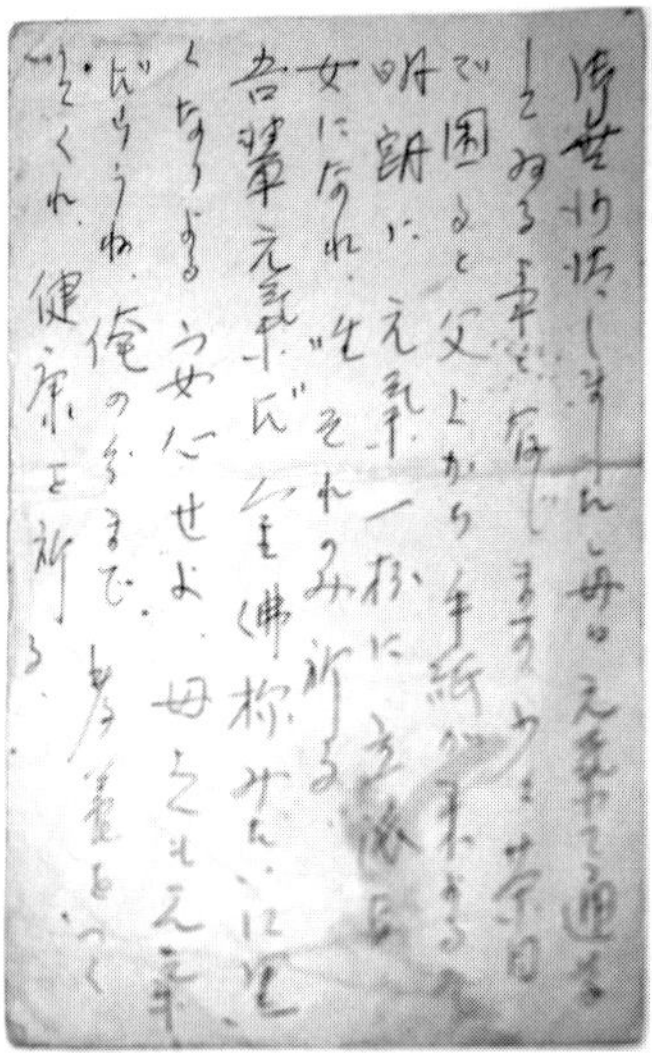

になれ　唯それのみ祈る　吾輩元気だ　金仏様みたいに黒くなりよる　安心せよ　母さんも元気だろうね　俺の分まで孝養をつくしてくれ　健康を祈る〉

表に「軍事郵便」と朱印されたはがきにしたためられた一文です。

「軍隊ですから、急いで書いたんでしょう」

80年前のものとは思えないくらい黒々とした筆跡を見つめながら、弘子さんは言います。少しぶっきらぼうで、言いたいことを必要最小限に詰め込んだような文面ですが、年の離れた妹を思いやる兄の心情が伝わってきます。

差出人の欄には「濠北派遣鯉五一六八部隊気付　鯉五一七三部隊　田中隊　田中三枝」とあります。長兄の三枝さんは陸軍将校としてニューギニアに赴き、現地で亡くなりました。「濠北」とはオーストラリア大陸の北方地域を指します。ちなみに「鯉五一七三部隊」は歩兵第11連隊の通称で、アニメ映画「この世界の片隅に」の中で、主人公・すずが「濠北派遣鯉五一七三部隊」に所属する兄にはがきを書くシーンが出てきます。

鉄棒をしながら見た軍隊教育

「私が小学校の2年生か3年生の時までは兄はまだ家にいて、旭村の青年団を集めて軍隊教育をしていたんです。小学校のグラウンドで鉄砲みたいなのを担いで訓練しているのを、鉄棒にぶら下がって見ていました。それから満州に行ったんでしょうか。毛の生えた防空頭巾のようなものや手袋を持って行きました。その後、南方に回されたんです」

マラリアなどの風土病にかかったのでしょうか。三枝さんはニューギニアで高熱に苦しんだそうです。

「戦後、部下だったという人から手紙が来たんです。医務室に行ってくれと言っても断り、隊員に指示を出してくれましたと書いてあったと母親から聞かされました」

三枝さんから来たはがきの存在を、弘子さんはしばらく忘れかけていたといいます。ところが、たまたま使っていないハンドバッグの中をのぞいたら、そこに入っていたのです。ずっと昔、少女時代に実家に届いたはがきが、どうして結婚してだいぶたった後にハンドバッグの中から見つかるのか、弘子さんには心当たりがありません。

弘子さんは多くを語りませんが、妹を心配する兄の心はずっと生き続けていたのかもしれないと、取材班は思わず夢想してしまったのでした。

母とともに成田山で百度参り

航空眼鏡を頭に乗せた若き飛行兵が写真の中でかすかな笑みを浮かべています。次兄の信太郎さんです。

「カスコウ（旧制粕壁中学校、現在の埼玉県立春日部高校）を出て、横須賀の航空隊に入ったんですよ。カスコウから5人受けて3人入ったのかな。そういうのに憧れがあった時代ですよ」

長兄の背中を見ていたのでしょうか、

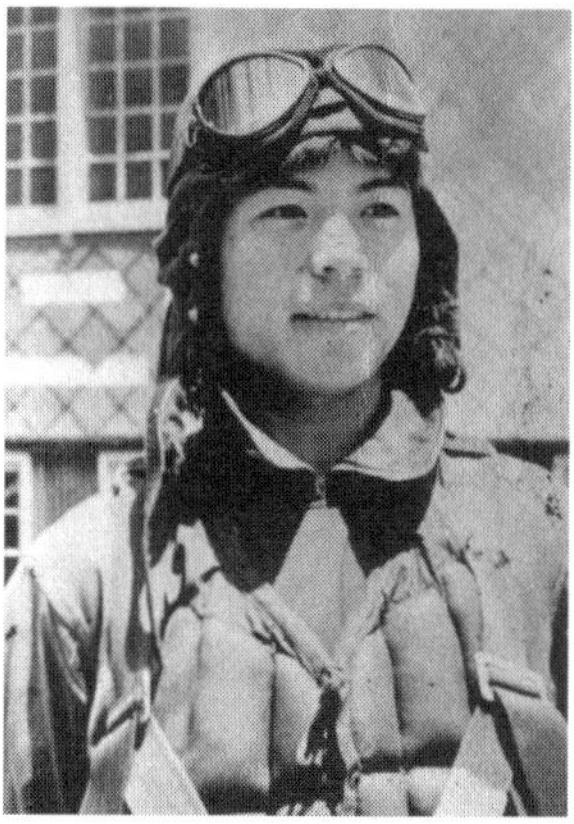

「おれも国のために何かやらなくては」と気持ちがはやる信太郎さんを、母親は「そんなことしなくていい」と諌めていたそうです。

二人の息子を戦地に送り出していた母親は、たびたび弘子さんを連れては成田山新勝寺の護摩焚きに通っていました。

「大みそかには必ず成田山に行きました。宿屋に泊まって午前1時になるとお堂に行って護摩を焚くんです。お百度も踏みました。100本のひもをくれて、一度参ると一本というふうに数えるんです。私はまだ小さくて、小6くらいでしたかね。駆け足で回るんですよ。『兄ちゃんたちが無事に帰ってきますように』って。母は農作業で体を使ったので腰曲がりだったんですよ。だから私を連れていくんですよ。母の代わりに私がくるくる回って……。二人とも戦死しちゃいましたけどね」

信太郎さんは「史上最大の海戦」と呼ばれる1944（昭和19）年のフィリピン・レイテ沖海戦で亡くなったそうです。偵察機に乗っていて撃墜されたと弘子さんは聞いています。

最後の別れは一本の手ぬぐい

「ある時、やけにブーブーと音がするから母親が外に出てみると、家の上を飛行機が飛んでいる。船（フロート）がついている飛行機（水上機）でした。母親は『信（信太郎さん）が来たのかしら』と思って、手ぬぐいを振ったんだそうです。そうしたら後で母親に手紙がきたんですよ。『（上空から）見えた』と書いてあった。江戸川を越えてはいけないと言われていたそうですが、川を越えるとすぐに実家があるんです。でもそれきり兄は帰ってきませんでした」

田中家からは三男の義雄さんも19歳で陸軍に召集されましたが、間もなく終戦を迎えました。

「郡山の部隊に入り、九州に回されて訓練をしていた。『渡されたのは青竹だけだった』と言っていました。体が弱かったから、入隊した時は何もできなかった。すると上官から『キサマ何をやっているかー』と往復ビンタを何度もされた。最後は『おれの手が痛くなる』といってベルトでたたかれたそうです」

義雄さんは九州から徒歩で実家を目指しました。畑を荒らし、大根やニンジンをかじりながら歩いたといいます。やっとのことで家に帰りつき、軍隊で受けた理不尽な扱いを泣きながら話しました。涙でうまくしゃべれない兄の姿を弘子さんは今でもはっきりと覚えています。

中川の土手をスイスイお散歩

2024年は全国的に梅雨の訪れが遅れました。平年より2週間遅く梅雨入りした6月下旬、取材班は晴れ間を見つけて弘子さんと散歩に出ました。

松井産業本社の真横を流れる中川の土手を、弘子さんがシルバーカーを押しながら歩きます。土手の遊歩道はきれいに舗装されていて、シルバーカーはスイスイと進みます。歩く弘子さんを正面から写そうとするカメラマンが、あとずさりするのが間に合わないほどです。

「ここを歩くのは久しぶりです。昔は舗装されていなくて、歩くところだけ草が擦り切れて土が見えていた。そこを歩いたんです」

日差しは強いですが、川面を滑る風は思いのほか涼しく、弘子さんも心地よ

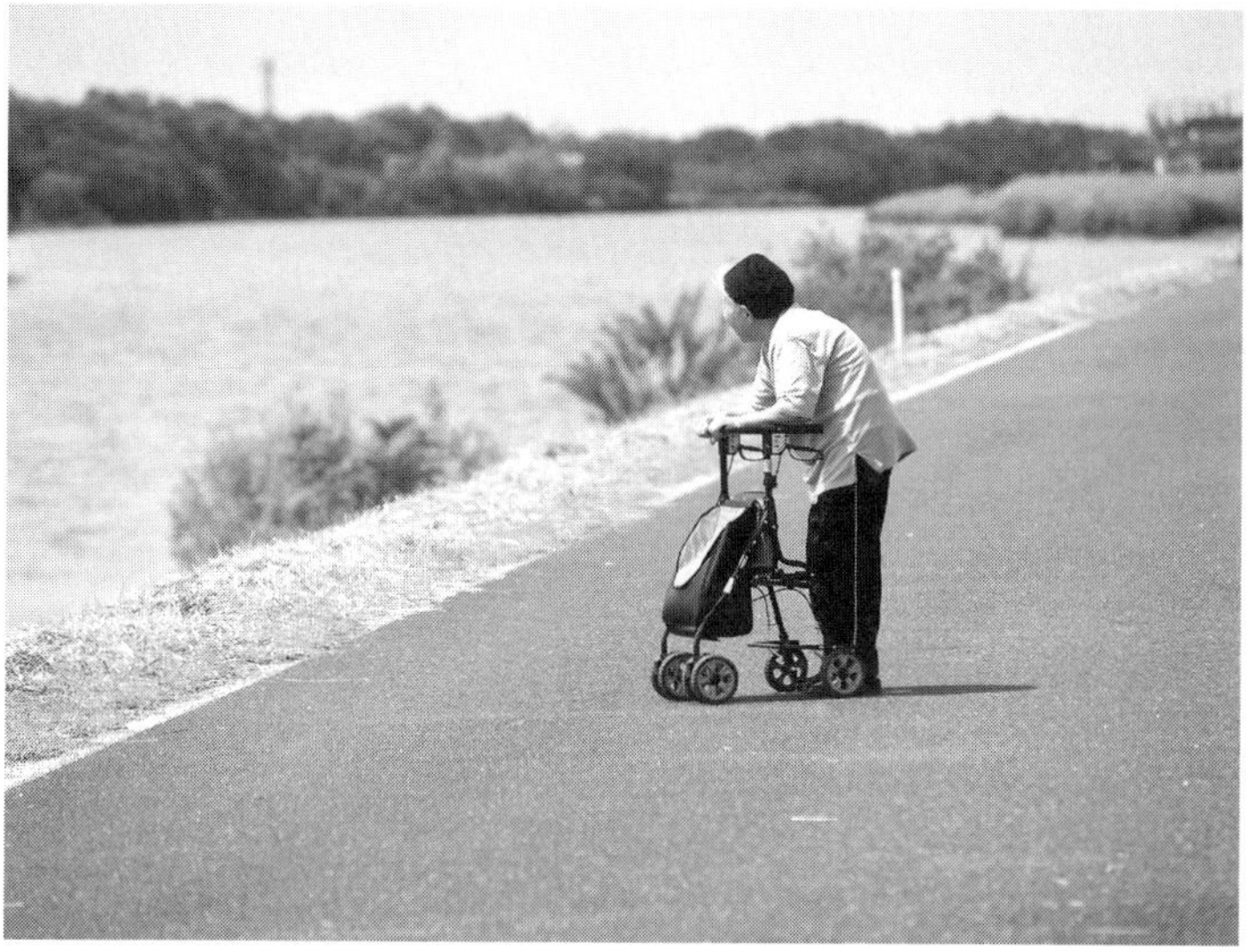

さそうです。時々ふと立ち止まって、広い川の下流方面を眺めます。「遠くのほうの緑、動かない緑を見ると目のために良いんですよね。何かの雑誌か本に書いてあったのを読みました」

目が良いことも弘子さんの自慢です。孝司さんが「テレビなんか私よりもよく見えている」とうらやむほどです。

「眼鏡をかけなくても見えます。画数の多い漢字は黒くなっちゃって読めないけど」

弘子さんはそう話します。目は外界から最も多くの情報を取り入れる「窓」ですから、目が良いことは頭や心の風通しを良くすることにつながります。新しいこと、知らなかったこととの出合いに驚き、感動する日常を大切にすれば、若々しい好奇心をずっと保つことができます。

ごみ拾いを続けた夫・廣司さん

「昔は川の水が見えたんです。土手が低くてね」

散歩を終え、百年健康倶楽部の窓際に腰かけながら弘子さんが話します。目の前にある中川の土手は、夫の廣司さんが毎日、ごみ拾いをしていた場所でもあります。

「きれい好きなんですよ。幼年学校に行っていたから、軍隊でしつけられたんでしょう」

廣司さんも弘子さんの兄・信太郎さんと同じく、名門とされた旧制粕壁中学校に進み、そこから宮城県の仙台陸軍幼年学校に入ります。陸軍幼年学校は年少時からの将校教育を目的とした陸軍の教育機関で、仙台や東京など全国に6校ありました。

「朝、起床ラッパが5分で庭まで出ないといけないんですって。真っ暗な中でも着替えられるように、枕元に服を順番に積んで置いておいたそうです」

軍隊式のなごりなのでしょうか。「家族にも社員にも厳しかった」と弘子さんは振り返ります。しかし、廣司さんが最も厳しかったのは、ほかでもない「自分」に対してだったようです。孝司さんがこう話します。

「私が小6の時におやじが倫理研究所に入り、倫理の勉強を始めました。朝4

時に起きて草加の勉強会場に行き、5時から話を聞いた。それが終わると草加駅の掃除です。私が30代の頃、一緒に三郷高校のトイレ掃除をしたこともあります。最後は素手で磨きました。高速（東京外環自動車道）の下に捨てられている空き缶を拾ったりもしていましたね」

父が背中で教えた経営者の心得

松井産業の創業90年を記念し、2012年に発行された書籍『創業九十年のあゆみ　そして百年企業を目指して』にはこんな一節があります。

〈廣司は毎日欠かさず地域のゴミや空き缶拾いを実践した。愛犬を連れ、大きなビニール袋を持って中川の土手を歩く。〝缶を捨てる人は幸せを捨てる人。缶を拾う人は幸せを拾う人〟。それが廣司の口グセだった〉

そんな廣司さんの社会への向き合い方は、孝司さんや弟の宏之さんに受け継がれています。

「親はどうしたら儲かるかよりも〝人間として〟という視点を私に教えたと

思っています。実際、倫理とか何とかより儲けたほうがいいと思っていたこともあります。目に見えないことですから、やるだけ無駄だと思ったりもします。でも振り返ってみると、成功した事業には『地域のため、人のため』という共通点がある。一緒に働く仲間とそういう価値観を共有し、うまくかみ合ってこそ会社は継続できるのかなと思います。

うちくらいの規模の会社だと、会社の金で車を買う社長もいる。ベンツに乗ったりして、いいなあと思うこともあります（笑）。私の乗るプリウスはガソリンも全部自前です。親がそうしていた。長く続く会社とは結局、そういうことだと思います。細かいことだけど、父は私にそれを態度で伝えてくれました」

孝司さんはしみじみとそう語るのです。

大勢の子どもたちに囲まれて

関東甲信地方の梅雨明けが発表されて間もない7月21日、松井産業本社の敷地内は、地域の子どもとその保護者らでごった返していました。焼き鳥をあぶるおいしそうな煙の匂いが漂う中、かき氷のカップを持った子どもたちがはしゃぎ回る「縁日」の光景は、まさに夏本番です。

松井産業が顧客を招いて開く恒例の「夏の大感謝祭」です。中庭に建てられたテントの下では、子どもたちが思い思いに木工体験を楽しんでいます。その中に小さないすに腰かけて目を細めている弘子さんの姿がありました。孝司さんの長女・かづみさんの子どもたち、つまり「ひ孫」たちが慣れない手つきでトンカチやのこぎりを使い、木片と格闘している様子を見守りながら、言葉を交わしています。

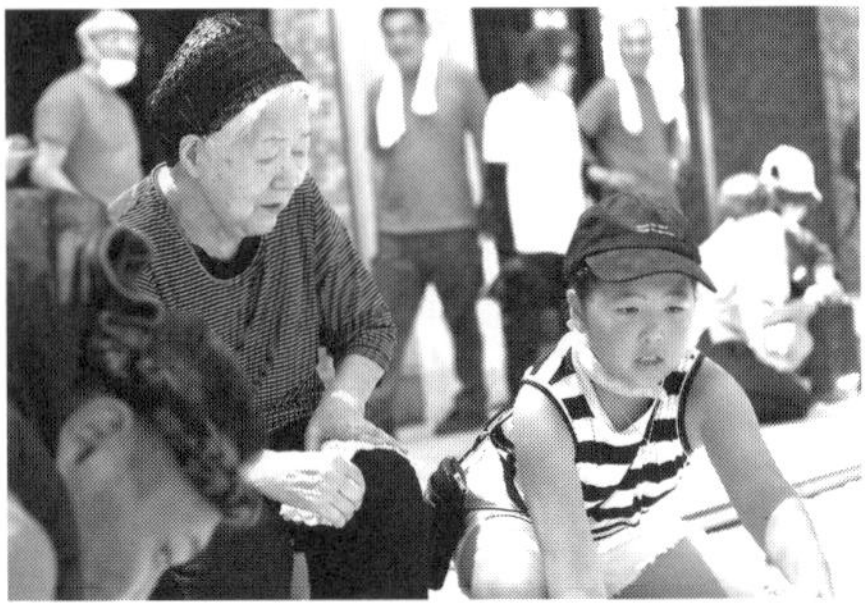

「母（正子さん）が出かけている時、一緒に留守番をしたのを覚えています。おにぎりをラップで包み、端っこにカラフルなモールみたいなものを結んでくれました。私が小学生の頃だったでしょうか」と、かづみさんは弘子おばあちゃんとの懐かしい思い出を聞かせてくれました。

「今の子どもは昔よりも背が高くなったんでしょうね。私は前から4～5番でしたけどね。きょうだいの中では航空隊に入った兄（次兄の信太郎さん）だけ背が高かった。春日部（旧制粕壁中）まで自転車で通うほど頑丈でした」

そう話しながら弘子さんはジュースでのどを潤します。「夏は苦手です。ものが傷みやすいですから。冷蔵庫は嫁入りして何年かたってから入りました。それまではなかったんです」

1カ月早いハッピーバースデー

そうこうしていると、弘子さんにお呼びがかかりました。百年健康倶楽部の建物前に、紅白幕が張られた特設舞台ができています。壇上に招かれた弘子さんを大勢の子どもたちが取り囲み、その目の前に大きな長方形のケーキが数台、

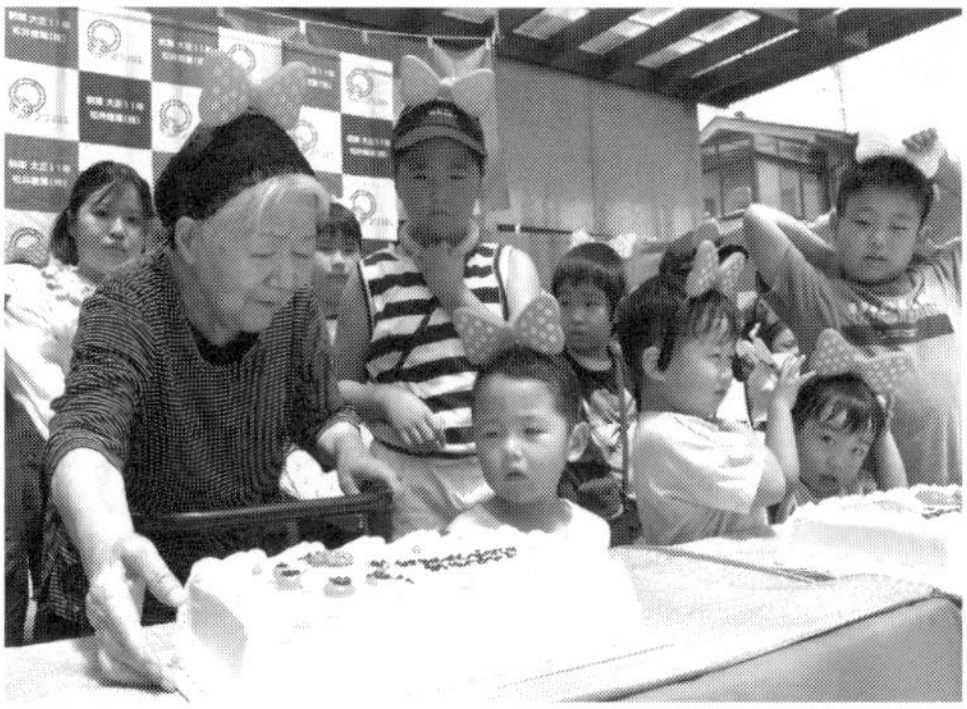

にぎにぎしく並べられました。

♪ハッピーバースデー・トゥー・ユーの歌声が湧き上がります。弘子さんの誕生日は8月21日。この日は大感謝祭に合わせて丸1カ月早い満95歳の「誕生日パーティー」が開かれたのでした。

「おめでとう！」の掛け声とともにクラッカーが鳴らされます。子どもたちと同じように頭に蝶の飾りをつけてもらった弘子さんは満面の笑みです。

こんなに大勢で誕生日を祝ってもらっていかがでしたか？

「この年になると、なかなか誕生日をやってもらわないから。やってもらいたいとも言えないし」と弘子さん。いえいえ、100回目の誕生日パーティーは今日の何倍、何十倍もにぎやかなはずですよ。

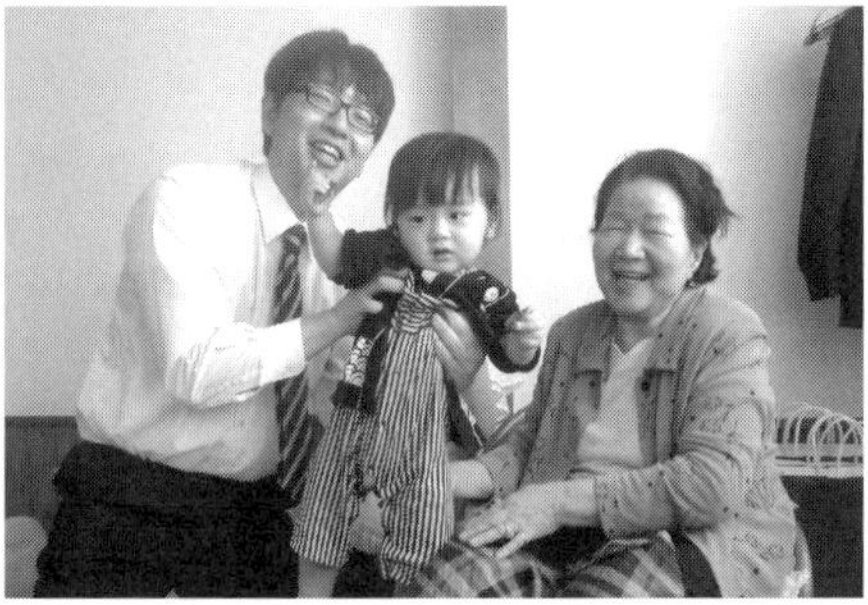

第2章

百年健康トレーニング大公開

百年健康倶楽部のジムには、筋肉を鍛える8台の油圧式トレーニングマシンと、体をもみほぐしたり、骨格のバランスを整えたりするボディメンテナンス器具など合わせて20台以上の機器が完備されています。

「これだけの機器がそろっているところは、大手のフィットネスジムを含めてもほとんどない」と孝司さんが胸を張る理想的な体作りの環境です。それぞれの機器によってどんな運動ができるのか、どんな効果が期待できるのか、弘子さんが日ごろ使っている機器を中心に紹介します。

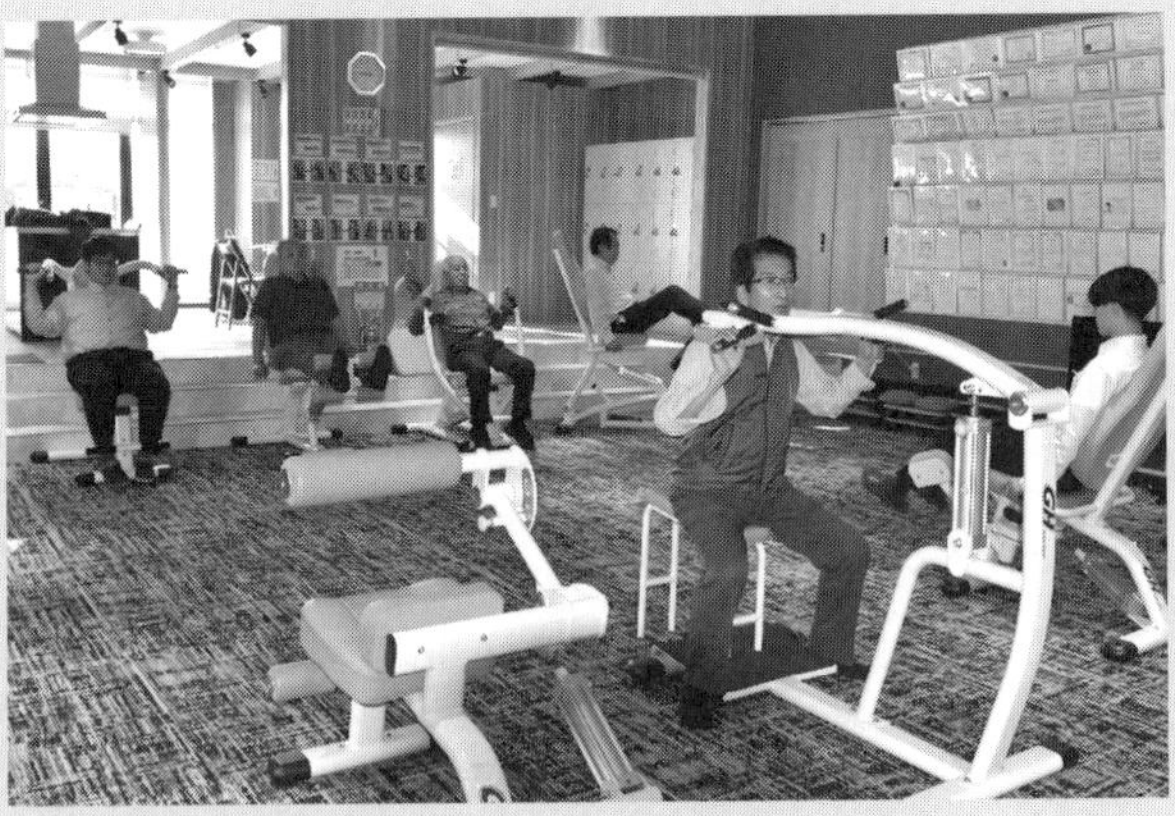
百年健康倶楽部の介護予防油圧マシン

ジムのトレーニングマシンは「上げる」とか「引く」とか、バーなどを一方向に動かす時にのみ、負荷（重さ、抵抗）がかかる構造が一般的です。百年健

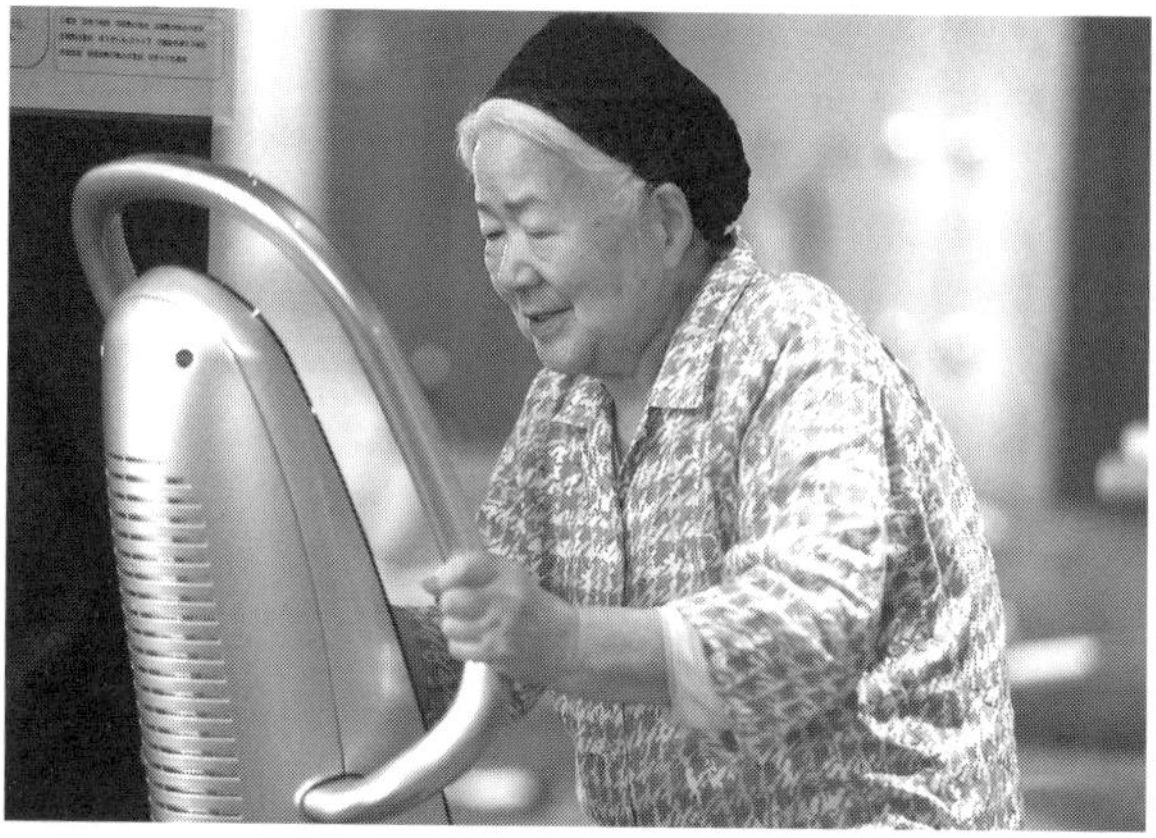

康倶楽部に設置されている8台のマシンうち5台は、二つの相反する運動を交互に繰り返せる作りになっているので、一連の動作で異なる体の部位を効率的に鍛えることができます（一方向にのみ力を入れる動かし方も可能です）。

体には「拮抗筋」という考え方（拮抗とは「互いに張り合う」という意味）があり、例えば押す筋肉である大胸筋と引く筋肉である広背筋は拮抗筋の関係にあります。二つの筋肉がバランスよく働くことが体にとっては大事です。ジムに通い慣れると、次第に好みのトレーニングしかしなくなる

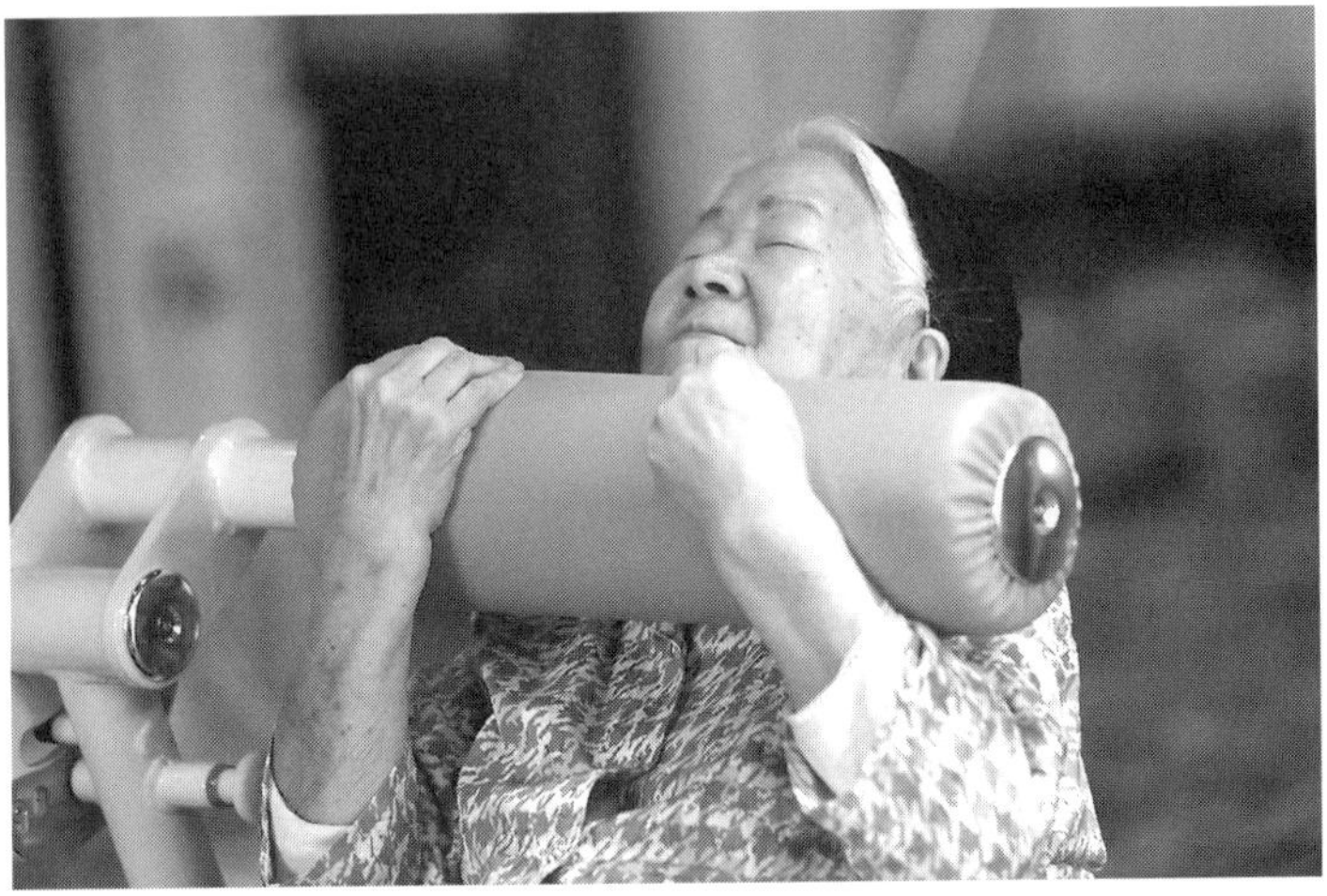

人は多いものです。特に体の〝裏側〟にあたる背中やお尻、ハムストリングなどのトレーニングがおろそかになりがちです。その点、一連の動きの中で拮抗筋を偏りなく鍛えられるマシンは、バランスの取れた体作りに役立ちます。

初心者は正確な動作が20回程度、繰り返せる重さ（抵抗）に設定します。慣れるにしたがって8～12回で限界となる重さに挑戦していくのが理想的ですが、高齢者の場合は「無理なく、できなくなるところまで」行うというのが目安です。血圧の急上昇を避けるため、運動中に息は止めないようにします。

▶介護予防油圧マシン

ショルダープレス／ラットプル

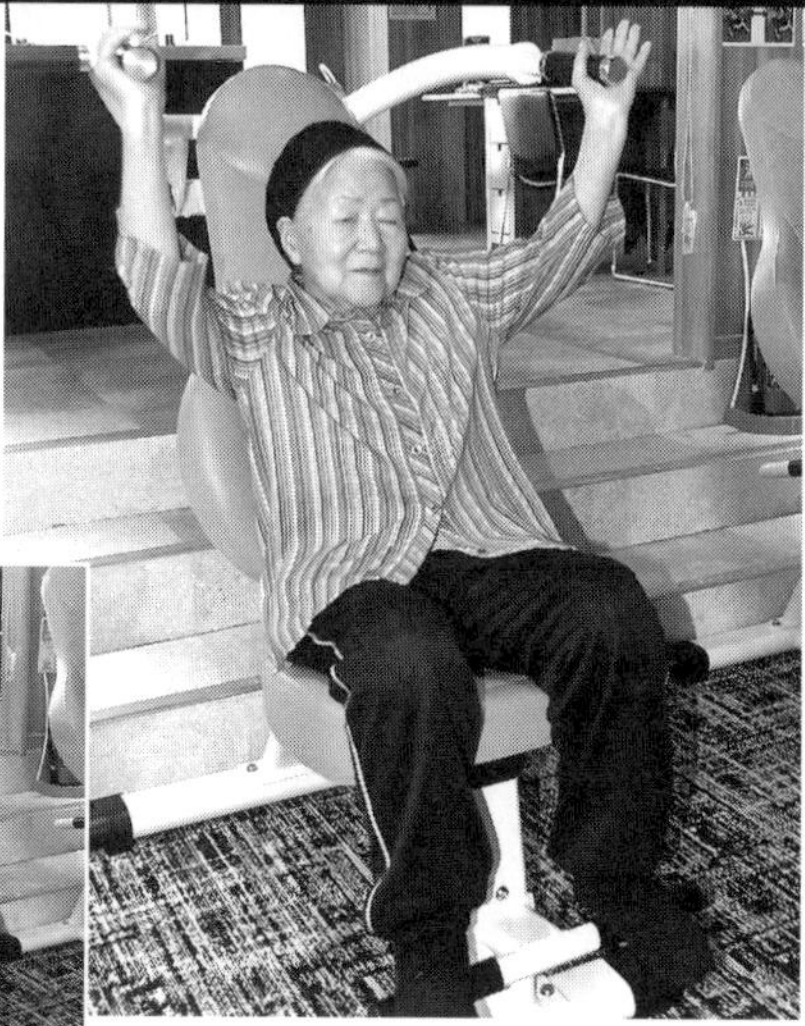

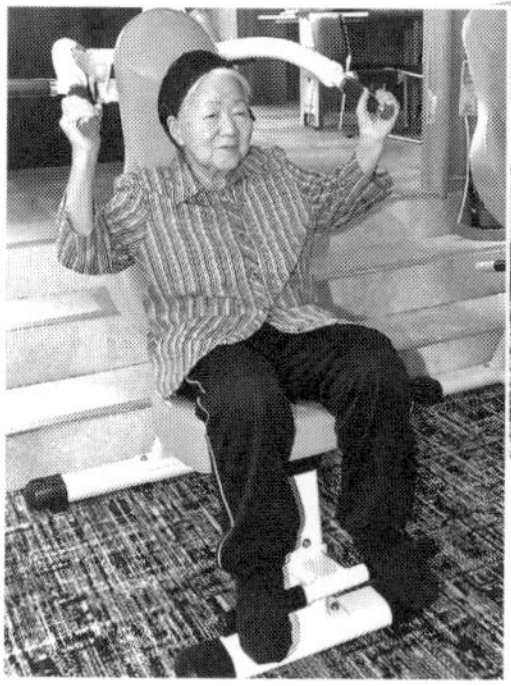

両腕でバーを頭の上に押し上げ、三角筋（肩の筋肉）を鍛える「ショルダープレス」と逆にバーを頭の上から胸の高さまで引き下げることによって広背筋（背中の筋肉）を鍛える「ラットプル」がセットで行えます。肩甲骨をよく動かすことにより、肩こり解消の効果が期待できます。シートに深く腰かけ、背中を背もたれに密着させます。ひじは体の真横で上下させるようにします。胸を張り、背中が丸まらないように注意します。

▶介護予防油圧マシン

レッグエクステンション／レッグカール

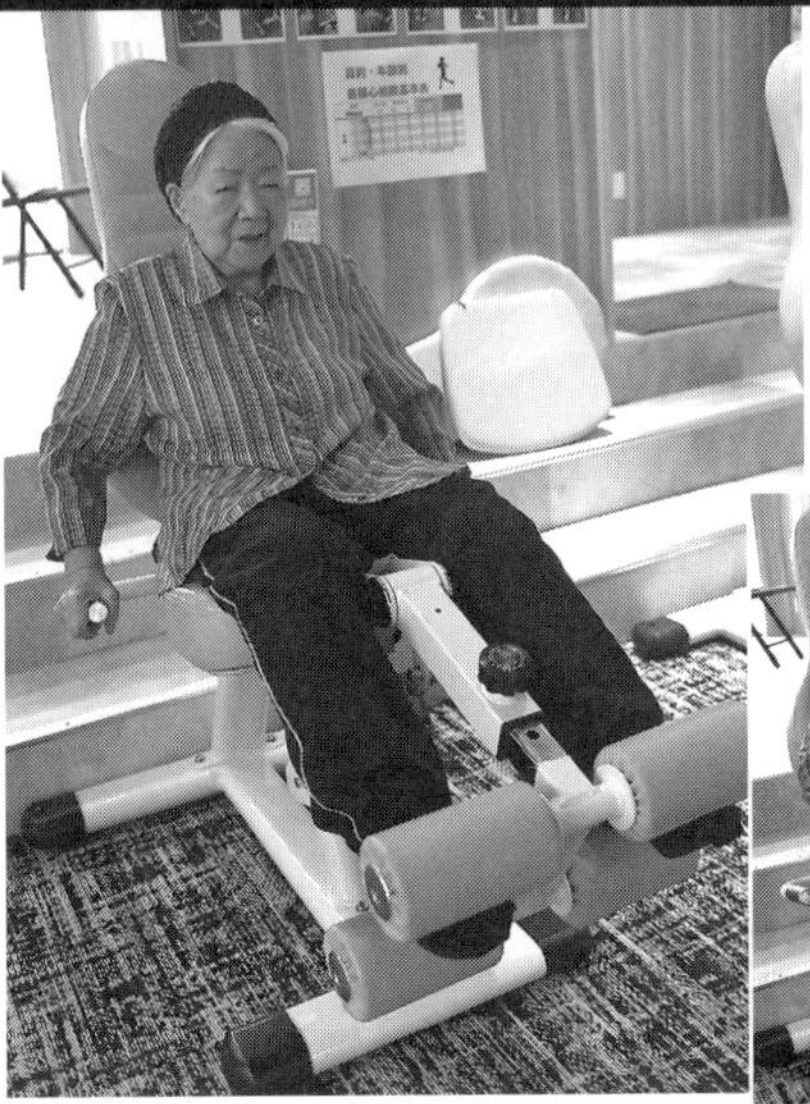

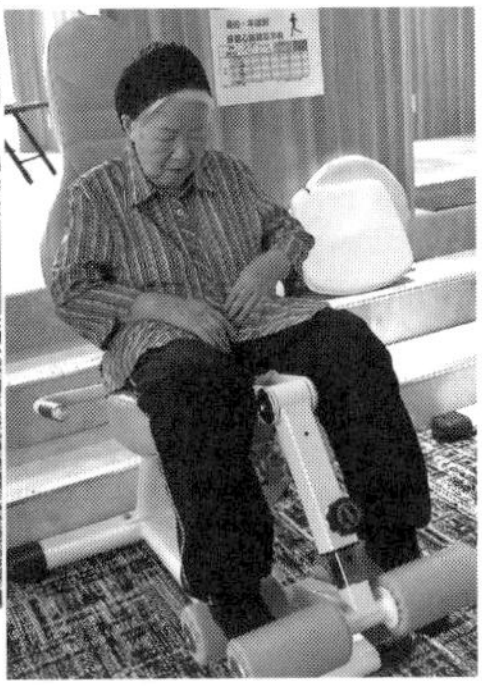

シートに腰かけた格好で膝を伸ばす「レッグエクステンション」は大腿四頭筋（太ももの前側の筋肉）を鍛えます。「レッグカール」は膝を伸ばした状態からかかとを巻き込むようにお尻に近づけます。ハムストリングと呼ばれる太ももの裏側の筋肉を鍛えます。ハムストリングには股関節を伸ばす作用があり、股関節が十分に働かないとしっかり歩けません。また大きな筋肉なので、ここを鍛えると全身の血流が良くなる効果も期待できます。

▶介護予防油圧マシン

チェストプレス／ローウィング

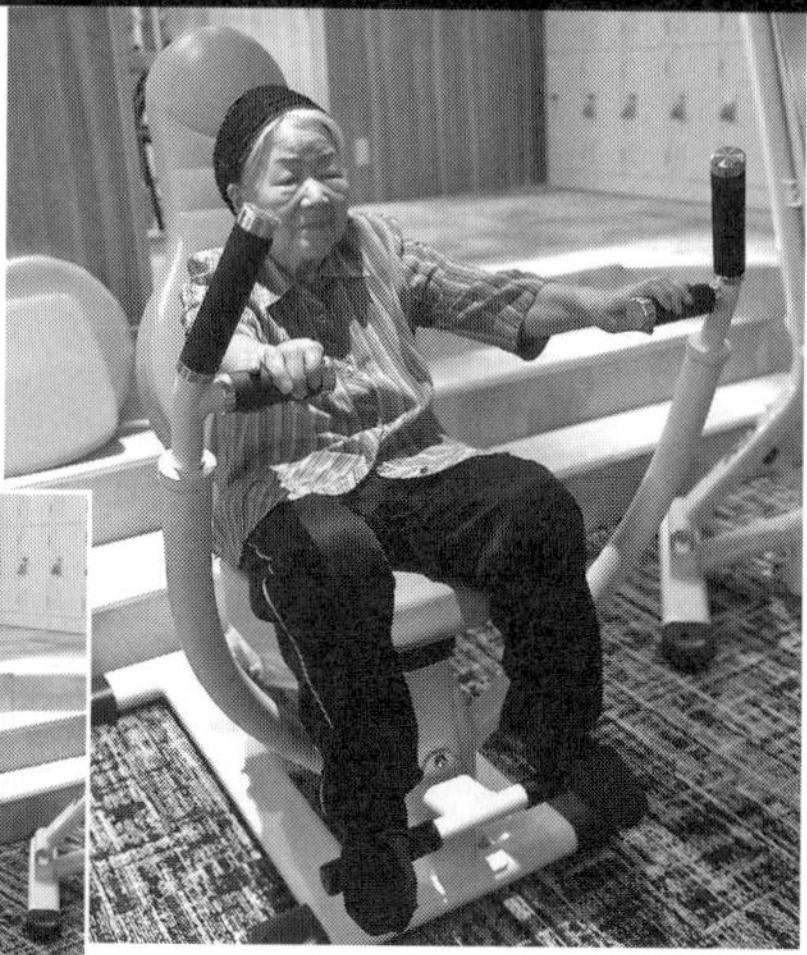

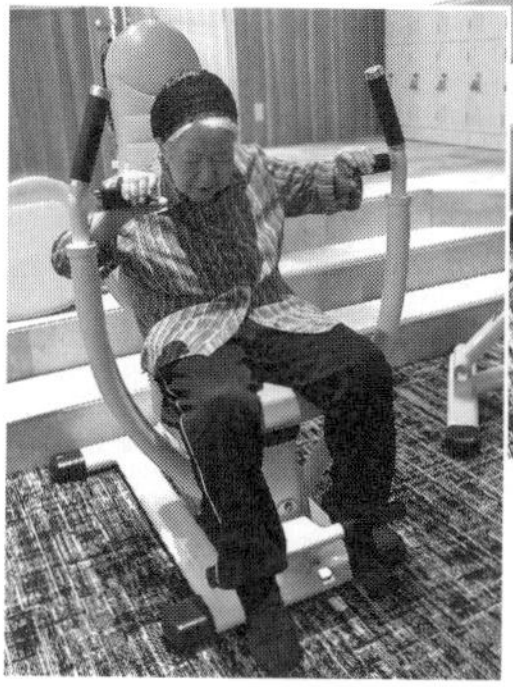

胸を大きく張り、握ったバーを前に押し出す「チェストプレス」は大胸筋（胸の筋肉）をターゲットにします。マシントレーニングの中でも最もポピュラーな種目といえます。「ローウィング」は広背筋（背中の筋肉）を鍛えます。同じく広背筋を使うラットプル（97ページ参照）がバーを上から下に引く運動なのに対して、ローウィングはバーを水平に引きます。広背筋は大きな筋肉なので、腕の位置や動かし方を変えることによって、より広範囲に筋肉を動員することができて効果的です。

レッグプレス

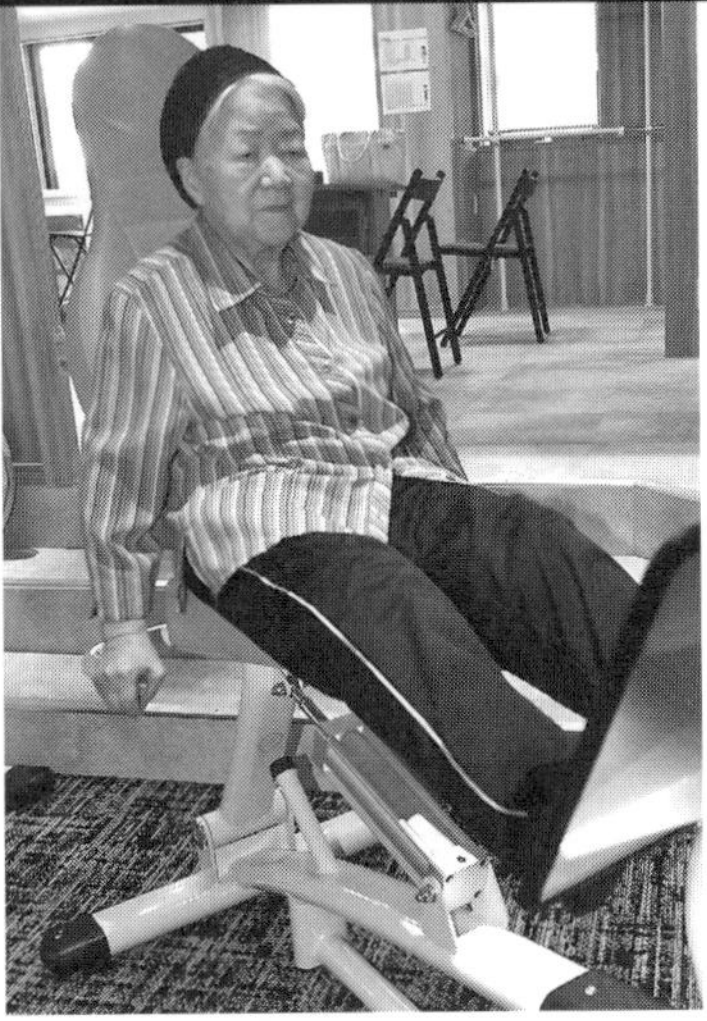

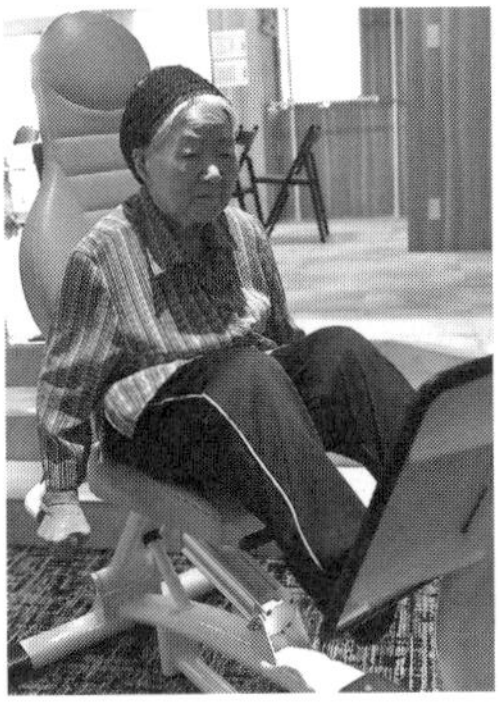

シートに深く座って腰を安定させます。前方の板を足裏で踏みしめ、膝と股関節を伸ばす動作をします。拮抗筋である大腿四頭筋とハムストリングが協働して動作を行います。足裏を板のどの位置に置くかによって、主に働く筋肉群が異なってきます。殿筋（お尻の筋肉）を鍛えるのにも適しています。人間のお尻が丸く大きいのは「直立二足歩行」ができるように進化したからだといわれています。いつまでも若々しく、さっそうと歩きたいなら、お尻のトレーニングは欠かせません。

▶介護予防油圧マシン

フライ（胸と背中）

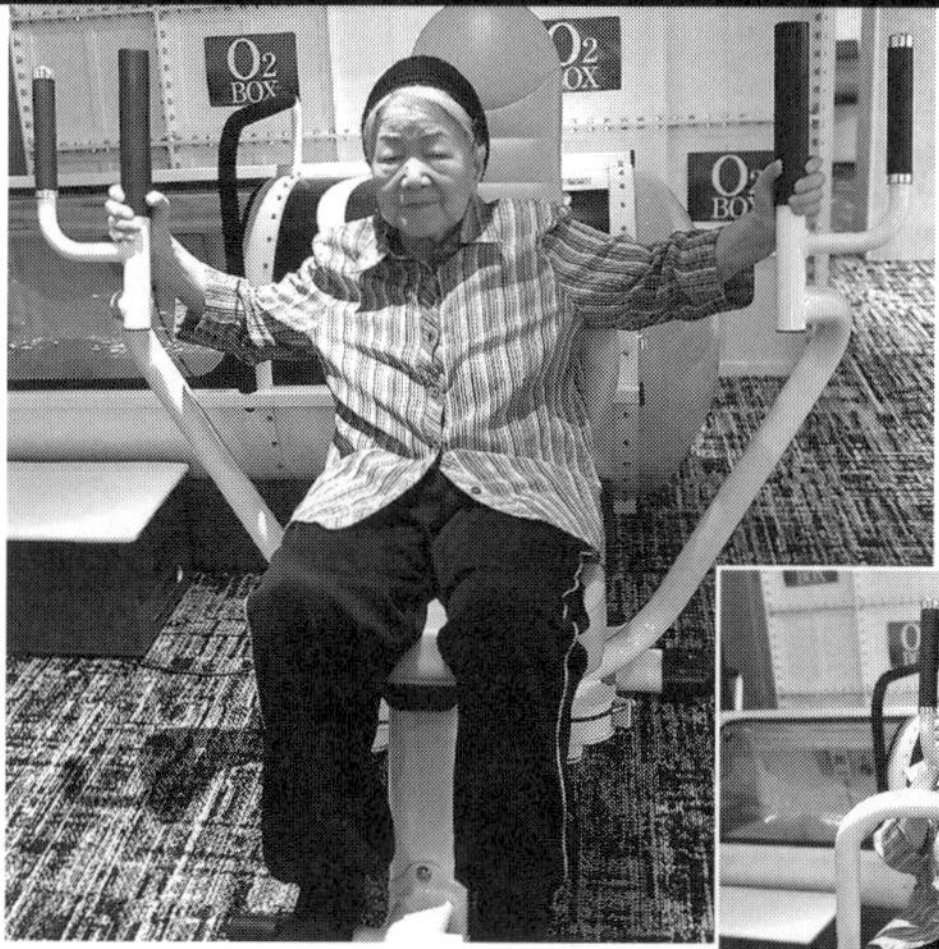

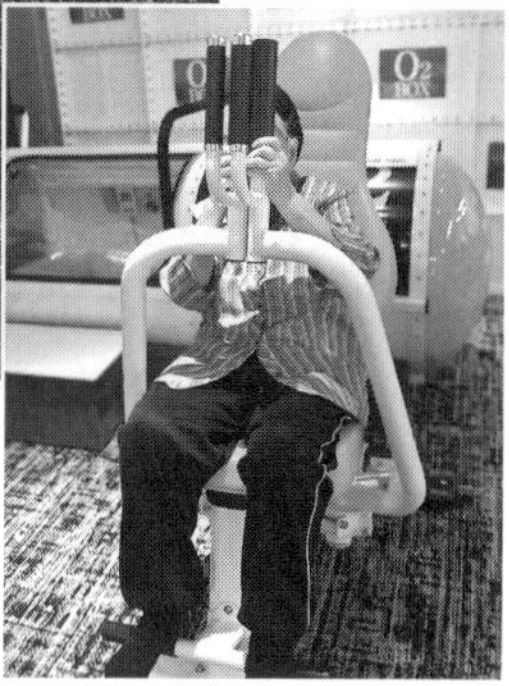

大胸筋（胸の筋肉）を鍛えるトレーニングです。チェストプレスも大胸筋がターゲットですが、チェストプレスは腕でバーを押し出すので上腕三頭筋（二の腕の裏側の筋肉）も強く働きます。したがって腕の筋力が弱いと、腕が先に疲れて胸が十分に鍛えられない場合があります。フライは扱える重さ（抵抗）はチェストプレスより少なくなりますが、筋肉の収縮（引き締める動き）に集中しやすい種目なので、初心者が筋力トレーニングの感覚を身につけるのに向いています。

▶介護予防油圧マシン

アダクション／アブダクション

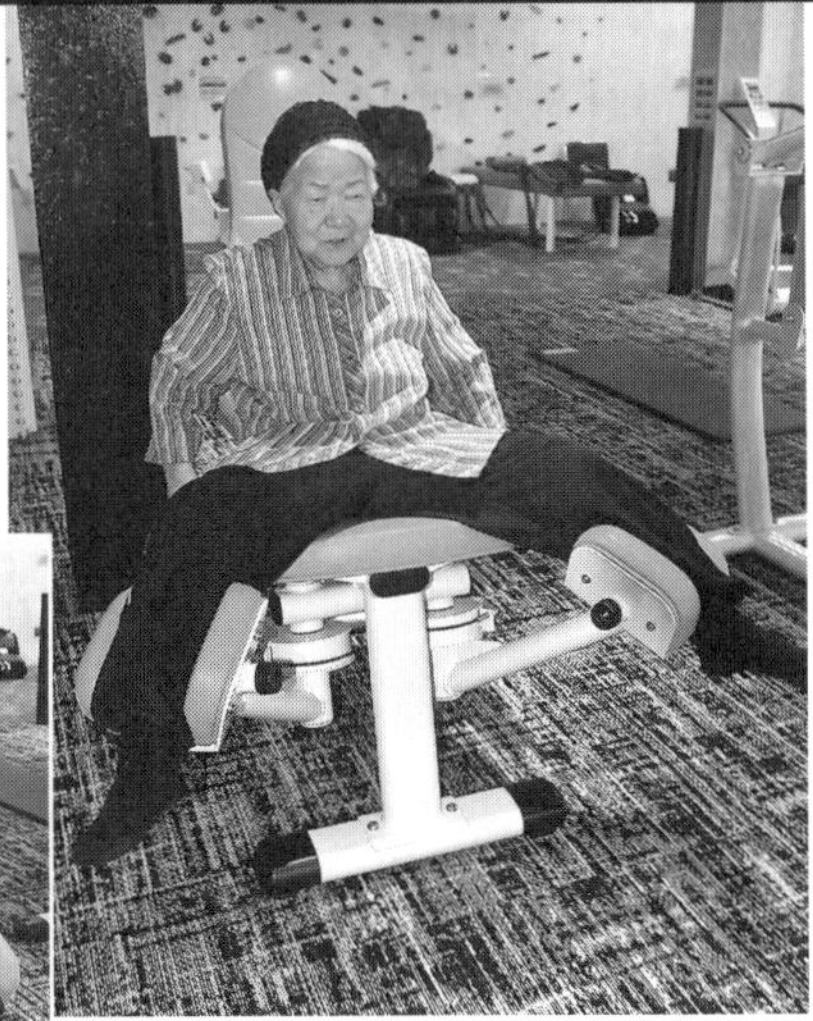

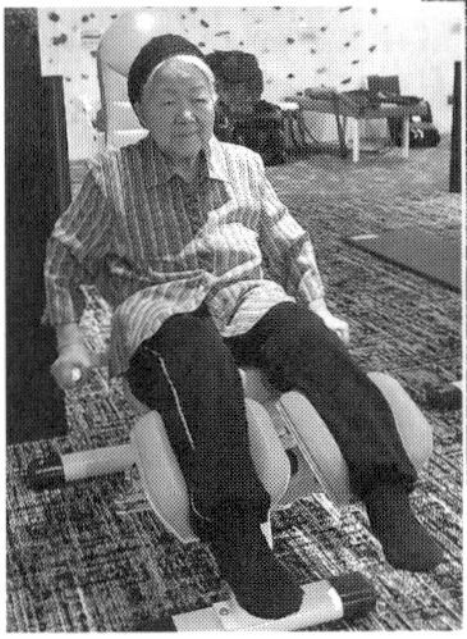

開いた脚を閉じる「アダクション」と、逆に閉じた脚を開く「アブダクション」の両方が行えるマシンです。アダクションは内転筋（内ももの筋肉）を鍛え、アブダクションには殿筋（お尻の筋肉）を引き締めます。歩く時に左右にふらつかないようにしたり、入浴時に湯船をまたぐ動作がしやすくなります。片足立ちですぐに姿勢が崩れる人は、内ももとお尻の筋肉が衰えている可能性があります。またアダクションの動きには「尿漏れ」を防止・改善する効果があります。

▶介護予防油圧マシン

スクワット

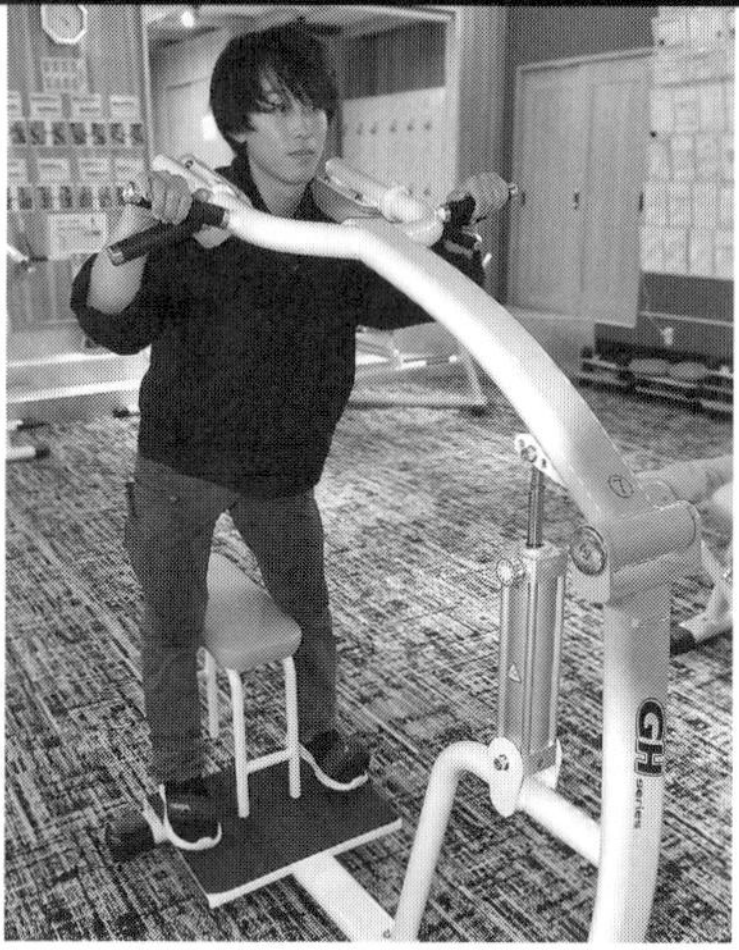

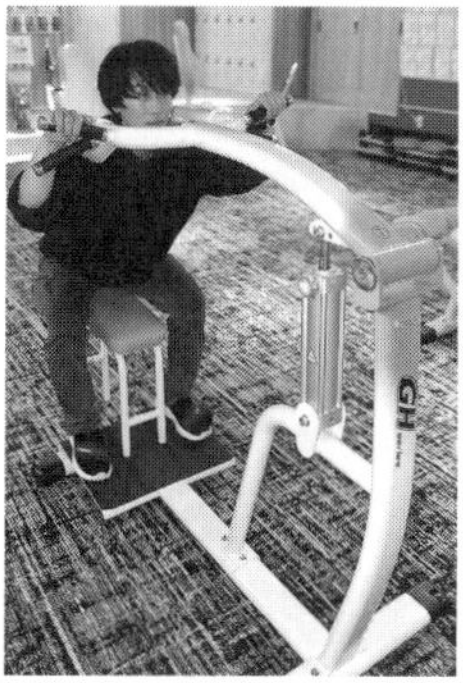

下半身の筋肉（大腿四頭筋、ハムストリング、殿筋）に加え、上半身の姿勢を保つ脊柱起立筋（背すじの筋肉）も強く働きます。パッドを肩に乗せて直立した姿勢から、お尻がシートに触れるまでゆっくりと股関節を曲げます。膝を曲げるというより、お尻を後ろに突き出すように意識します。立ち上がる時も腰を前に送り出すイメージです。筋トレ界では「キング・オブ・トレーニング」と呼ばれる基本種目なので初心者が取り組むことも多いですが、正確な動作が難しいので、筋力がつくまではレッグプレスがお勧めです。

アブドミナル／バック

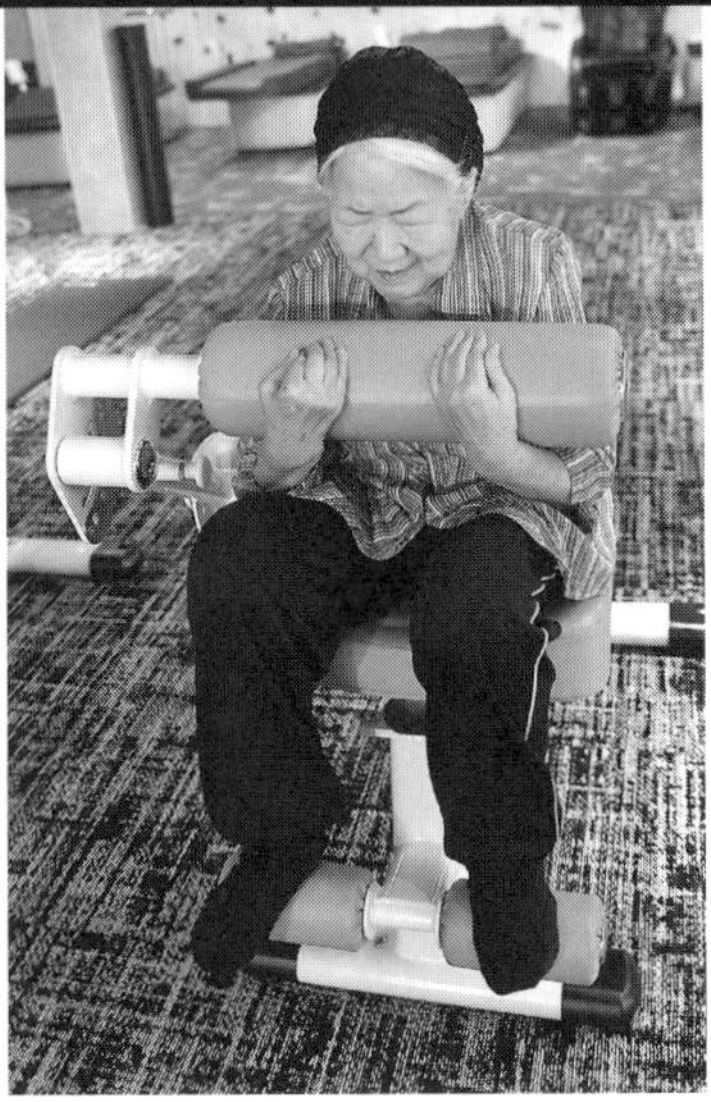

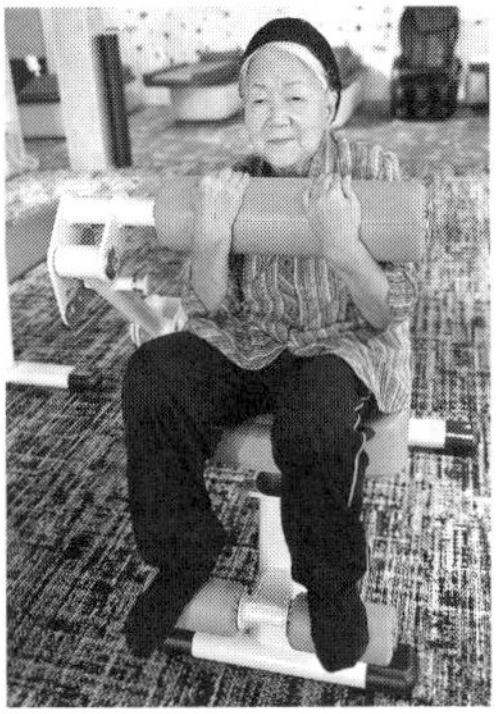

シートに腰かけ、筒状のパッドを腕と胸で抱えるように持ちます。前に倒すとアブドミナル（腹筋）が鍛えられ、後ろに体をそらすとバック（背筋）が鍛えられます。腹筋と背筋は拮抗筋の関係にあり、どちらか一方が弱いと姿勢が悪くなり、腰痛などの原因になります。腹筋と背筋を交互に鍛えるこのマシンは体幹のバランスを整えるのに有利ですが、体を漫然と前後に動かすのでなく、使っている筋肉を意識するとより効果的です。

百年健康倶楽部には、ほかにも多種多様なトレーニングマシンがそろっています。弘子さんはすべてのマシンを使っているわけではありませんが、筋トレの後のマッサージなどはお気に入りです。

アップライトバイク

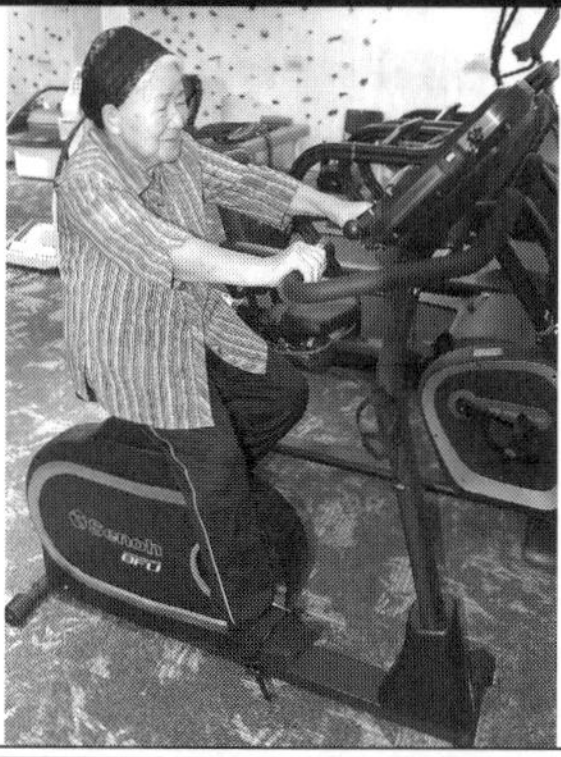

ジムではおなじみのフィットネスバイク（自転車こぎマシン）です。運動時間の計測はもちろん走行距離、消費カロリーを表示してくれます。脈拍数も常時測れるので、年齢に適した強度を保って有酸素運動が行えます。

リカンベントバイク

背もたれに体を預けてペダルをこぐタイプのフィットネスバイクです。上半身が固定されているので、心臓や膝への負担が少なく、高齢者やリハビリのために運動をする人、またトレーニング初心者に向いています。

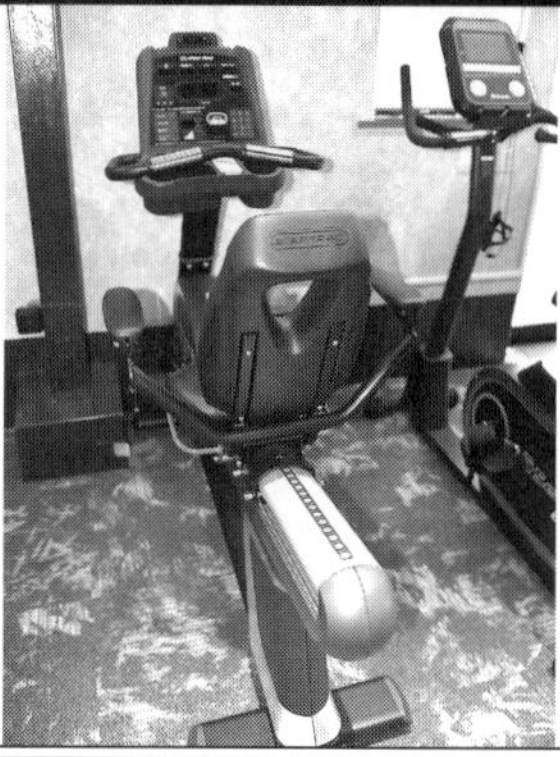

▶ボディメンテナンス ①

ボディフレックス　アーム／ショルダー

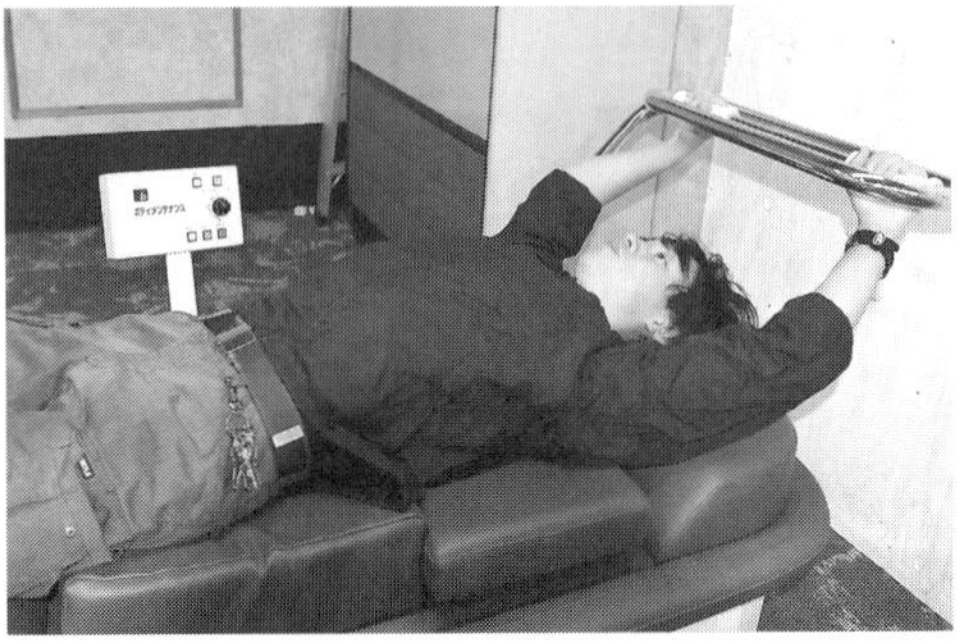

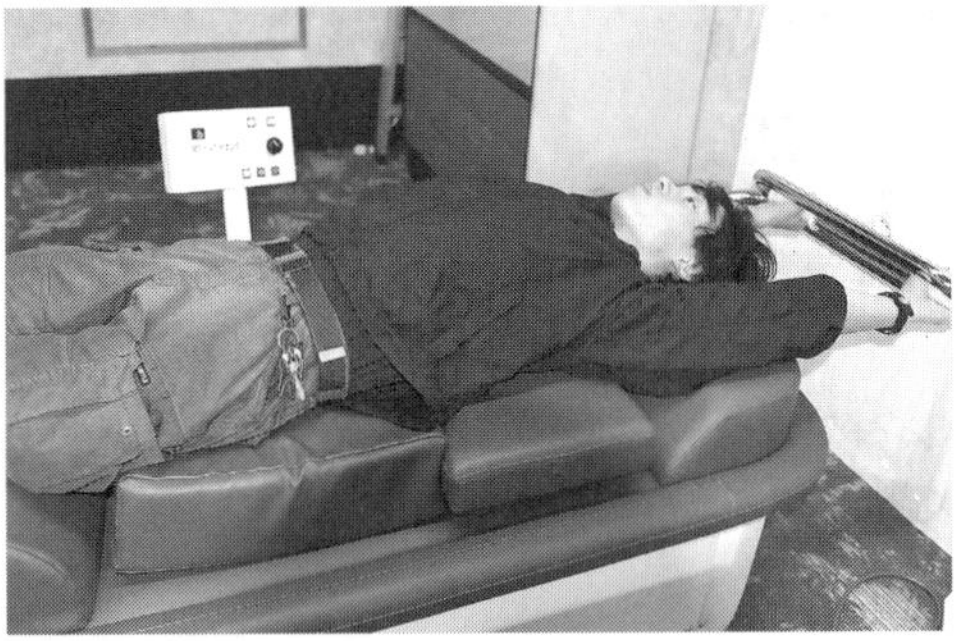

あおむけで頭上にあるバーを握ると、バーか動いて腕がストレッチされます。また肩の下にあるパッドが上下運動し、肩周りの筋肉をほぐして血行を促します。肩関節の柔軟性向上や肩こりの解消の効果が期待できます。

ボディフレックス　サイドサイド

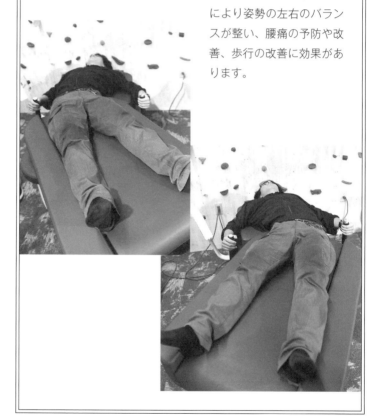

あおむけの状態で脚を乗せたパッドが左右に20度ずつ振れることで腰、背中、おなかの側部がストレッチされます。それにより姿勢の左右のバランスが整い、腰痛の予防や改善、歩行の改善に効果があります。

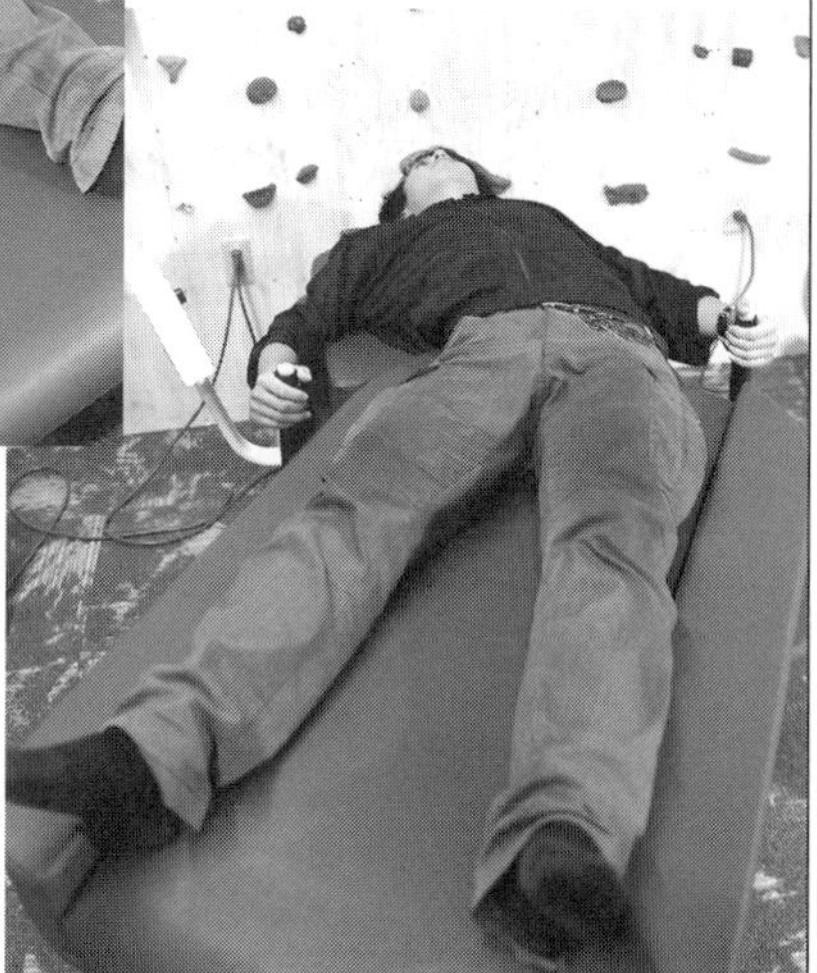

▶ボディメンテナンス ③

ボディフレックス　ペルビック

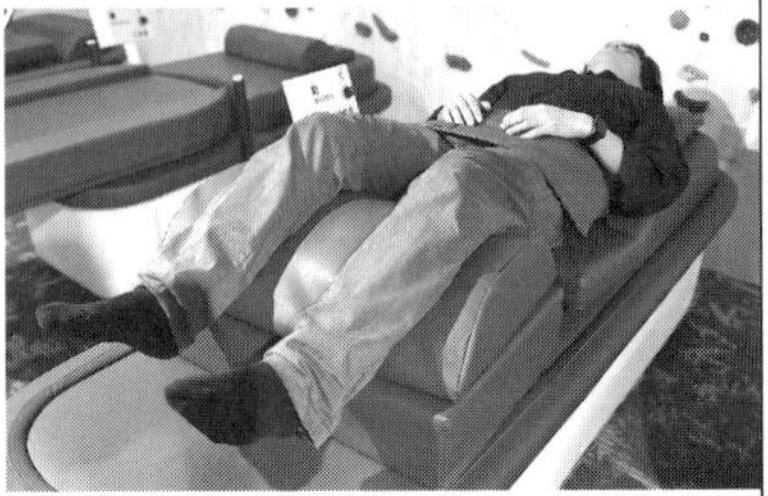

「ペルビック」は英語で「骨盤」の意味です。横になるだけで骨盤を揺らすように左右交互に動き、腰周りやお尻の筋肉がほぐされます。血行が促され、骨盤位置のバランスが整うことで腰痛解消の効果が期待できます。

▶ボディメンテナンス ④

フィジカルメドマー

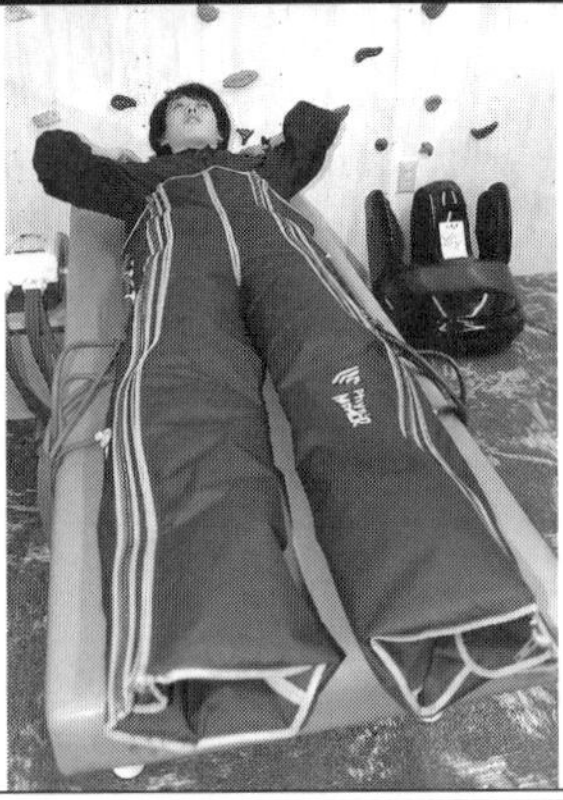

空気圧を利用したマッサージ器で、医療機器としても認証されています。骨盤から脚全体を加圧してマッサージします。血液やリンパ液の循環を促進することにより、疲労回復やむくみの解消などの効果があります。

▶ボディメンテナンス ⑤

セレヴィスト（下肢マッサージ器）

ふくらはぎや足裏をローラーとエアバッグがもみほぐす指圧効果が得られます。ふくらはぎは、その筋肉が血液を上半身に送り返すポンプの役割を果たすことから「第2の心臓」と呼ばれ、柔軟さを保つことが大事です。

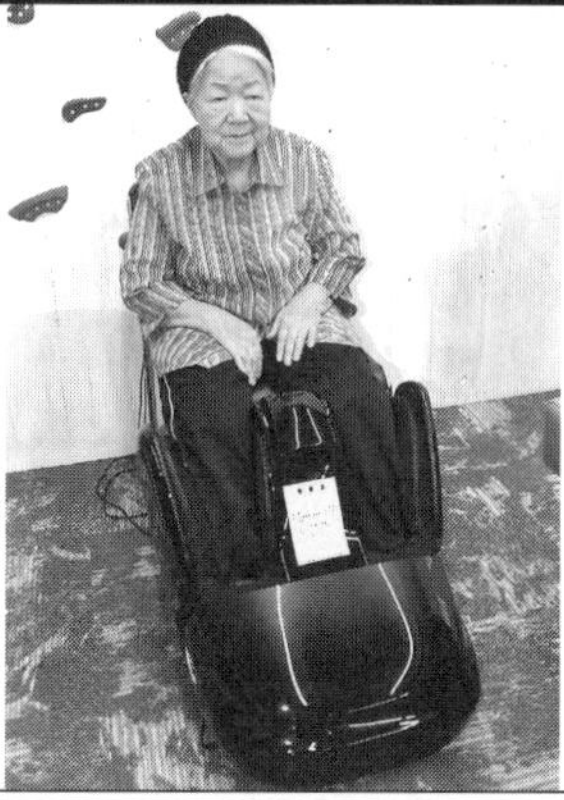

▶ボディメンテナンス ⑥

マッサージチェア

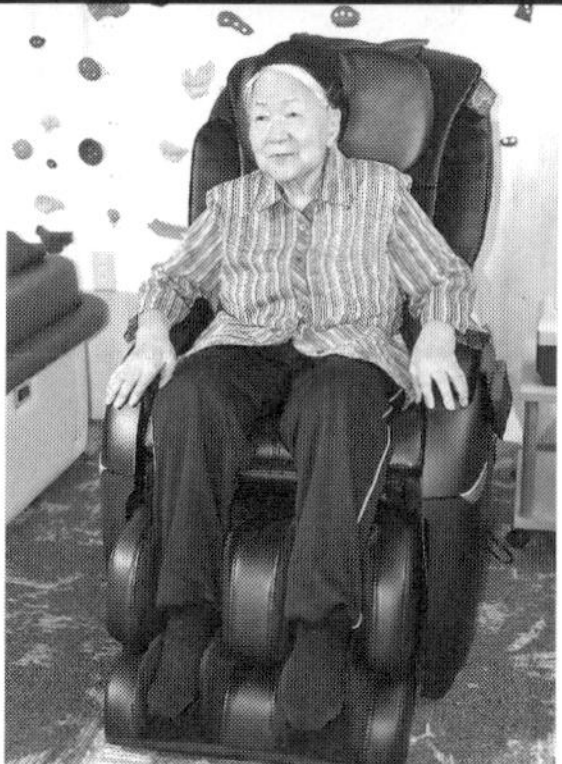

疲労回復、血行促進、筋肉の疲れやこりをほぐす、神経痛や筋肉痛の痛みをやわらげるなどの効果があります。メーカーが管理医療機器の認証を受けており、あんま・マッサージの代用として効果が認められています。

▶ボディメンテナンス ⑦

SONIX（音波刺激全身運動マシン）

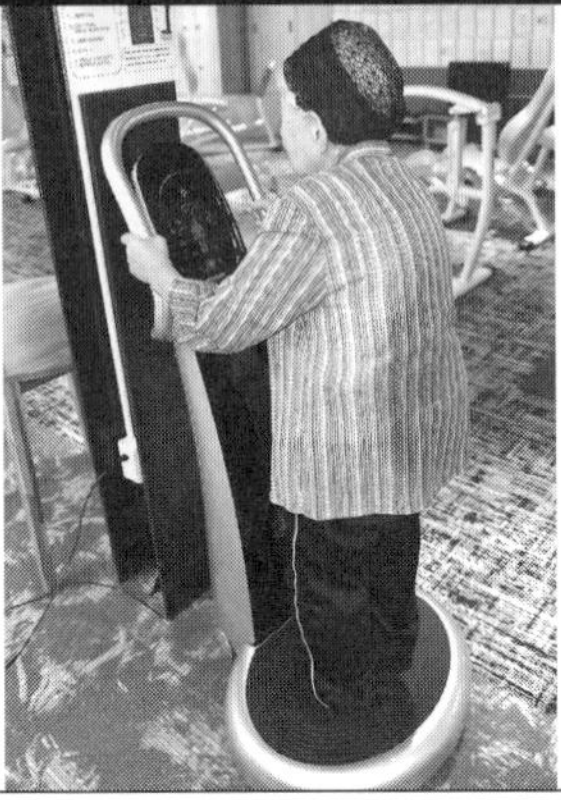

音波振動によって全身の筋肉を緩め、血流を改善する効果があります。10分間立って乗るだけの運動で歩いたのと同程度の代謝（エネルギー消費）向上が見込め、むくみ解消、疲労回復、こりや張りの改善が期待できます。

▶ボディメンテナンス ⑧

ノビノビ（下肢自動ストレッチ装置）

ステップに足を乗せると、つま先が上がるようにステップが傾き、ふくらはぎがストレッチされます。角度は3段階に切り替えが可能。継続的に使用することで下肢の柔軟性が増し、転倒防止や介護予防に役立ちます。

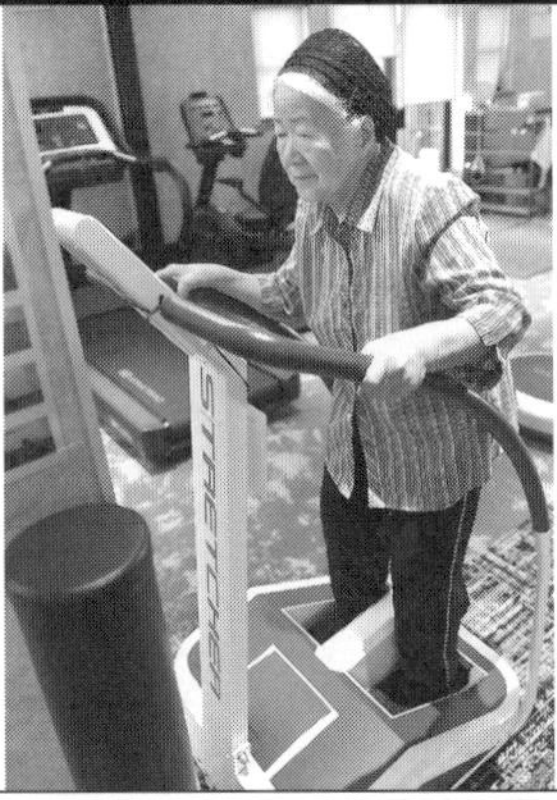

トレッドミル

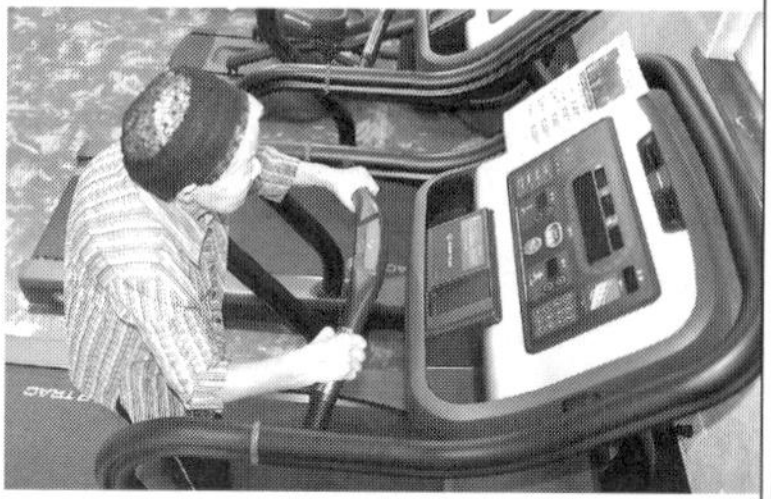

いわゆる「ランニングマシン」です。道路を走ったり歩いたりするよりも負荷が小さく、関節に不安がある高齢者に適しています。猛暑や悪天候などを気にしなくていいのが利点。傾斜をつけて運動することも可能です。

▶上半身と下半身を同時に鍛える

クロストレーナー

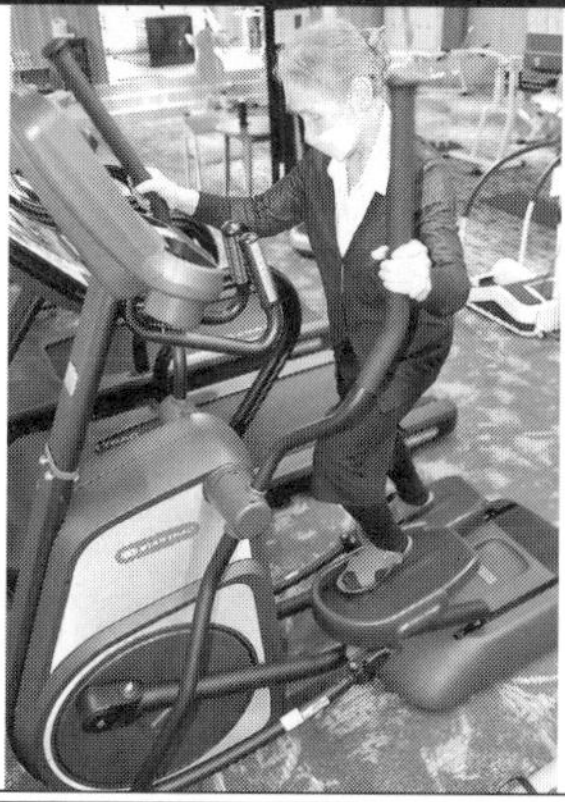

ハンドルを握り、ステップに乗って自転車の立ちこぎのように手足を前後に動かします。フィットネスバイクのように下半身だけでなく、上半身も同時に動かすので、効率的に有酸素運動をこなすことができます。

酸素ボックス／酸素カプセル

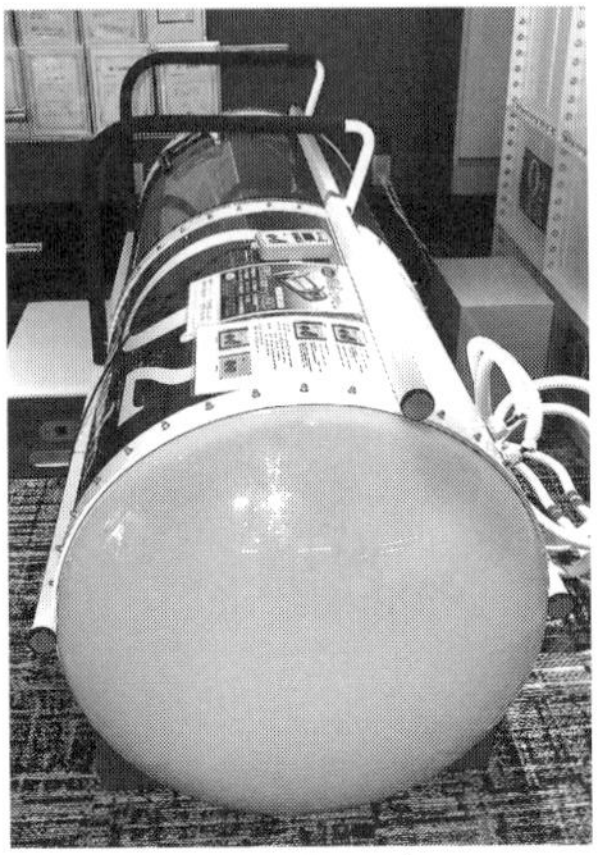
1人用の酸素カプセル

人間の体を作る60兆個の細胞の一つ一つを活性化させるには酸素が不可欠です。酸素カプセルは人工的に気圧を高めることにより、酸素を血中に溶け込みやすくし、毛細血管の隅々にまで酸素を送り届ける（酸素の供給量を高める）のに役立ちます。

疲労回復や老化防止、認知症予防などに効果があるとの研究結果もあります。

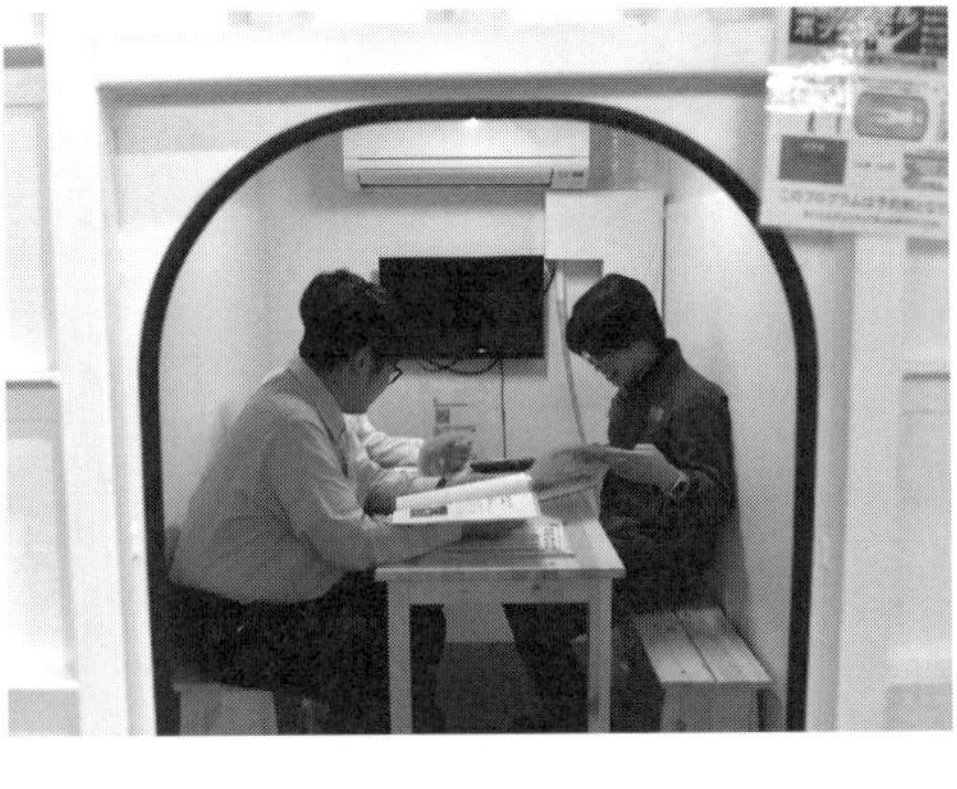
6~8人用の酸素カプセル

酸素カプセルの効果▶老化防止、肩こり解消、冷え症の改善、むくみの改善、認知症予防、美肌効果、慢性疲労の改善

第3章 健康長寿を支える「食」の力

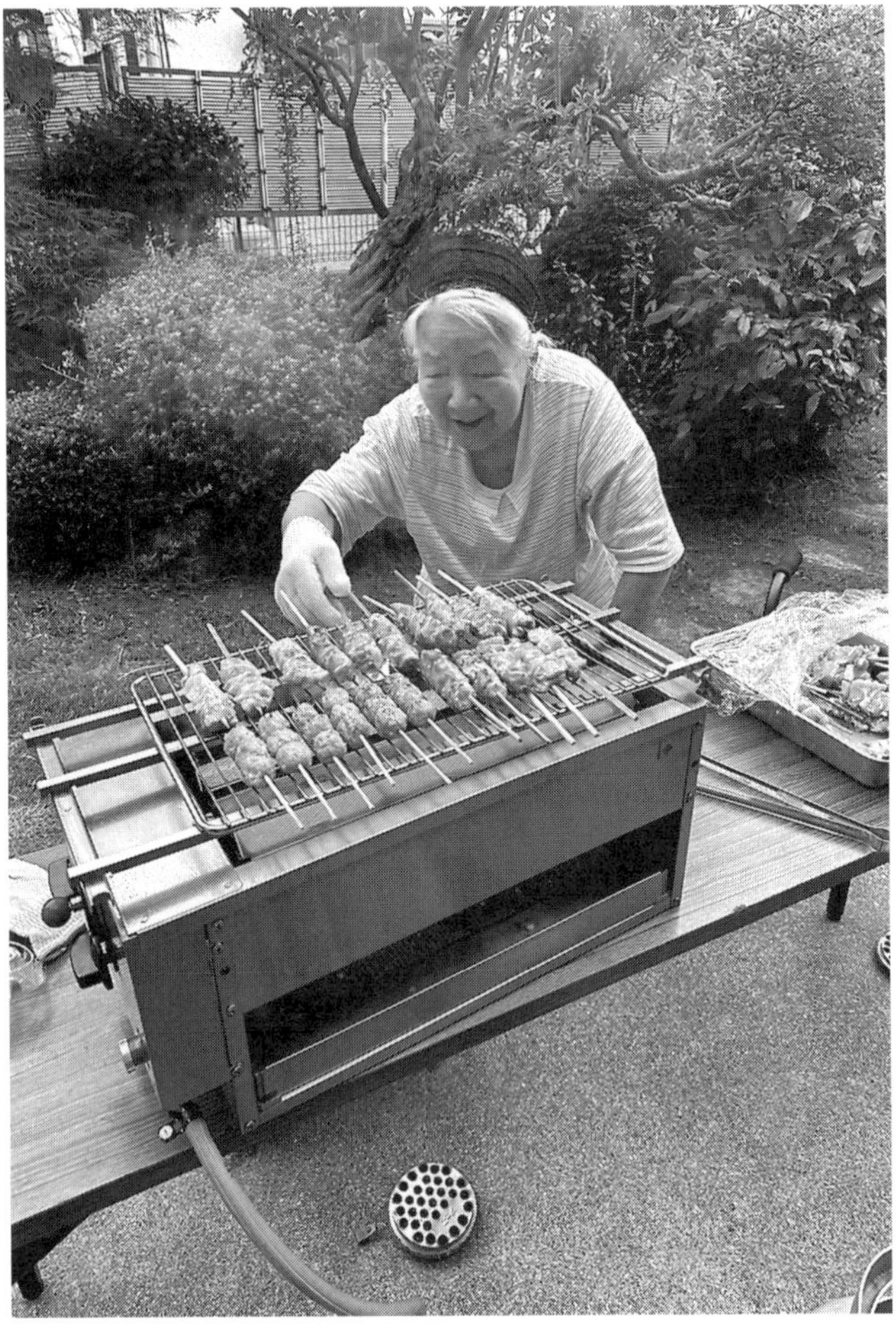

要介護と無縁の「食」の秘訣

要介護状態に陥る一つ前の段階である「フレイル」の予防には、①運動②栄養③社会参加という三つの要素が大事だと以前の章でご紹介しました。

弘子さんが毎日続けている百年健康倶楽部でのトレーニングは、運動面はもちろんのこと、友人や地域の人たちと触れ合いを持つという意味で社会参加にもつながります。

では、もう一つの要素である栄養の面ではどうでしょうか。95歳で介護は無縁、身の回りのことは自分でこなす元気さがどこから来るのかといえば、日々の食事を抜きにしては語れません。

洗濯や掃除など一通りの家事をこなす弘子さんですが、食事作りは孝司さんの奥さまである正子さんに任せています。松井家では代々、家の要となる〝お嫁さん〟が台所を守ることになっているのです。

正子さんが孝司さんと結婚したのは1977（昭和52）年です。その頃の松井家にはいっとき9人が暮らしていました。会社で卵のパック詰め作業を手伝っていた弘子さんに代わり、大所帯を切り盛りする役目を正子さんが背負うことになりますが、弘子さんからは「やかましいことは一切、言われませんでした」と正子さんは振り返ります。「優しい人ですよね。優しくて穏やか。怒ったりしないんです」

朝食は好きなパンを自由に

本書12～15ページに掲げたのは、とある1週間の昼ごはん、晩ごはんのメニューです。朝ごはんが載っていないのは食べないのではなく、弘子さんの朝は大体、パンと決まっているからです。

「おばあちゃんの起きる時間は毎日まちまちなので、パンを買ってきて置いておくと、朝はそこから自由に取って食べてくれます。どんなパンかって？　レーズンとかクルミが入っているパンや蒸しパン、それからパックになっている卵サンドとかですね」と正子さんは話します。

昼は仕事場から休憩で戻ってきた孝司さん、正子さんと食卓を囲みます。

「今日は海鮮ちらしを買ってきて、みんなで食べました。それにチキンナゲットとサラダを加えて。ちらし寿司は一人前ずつパックに入っているのですが、それを残さず食べます。そうですね、結構（量を）食べると思いますよ。時間はかかりますが、手伝いは必要ありません」

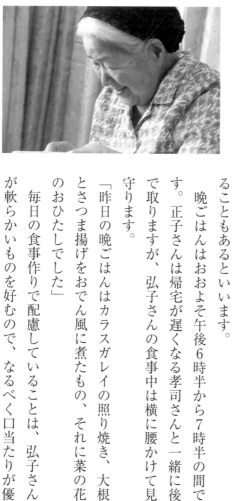

お昼に食べ切れなかったおにぎりを2階に持って上がり、午後のおやつにすることもあるといいます。

晩ごはんはおおよそ午後6時半から7時半の間です。正子さんは帰宅が遅くなる孝司さんと一緒に後で取りますが、弘子さんの食事中は横に腰かけて見守ります。

「昨日の晩ごはんはカラスガレイの照り焼き、大根とさつま揚げをおでん風に煮たもの、それに菜の花のおひたしでした」

毎日の食事作りで配慮していることは、弘子さんが軟らかいものを好むので、なるべく口当たりが優しくなるように仕上げることだそうです。「ほうれん草も前よりは軟らかくするようにしています」と正子さんは言います。

揚げ物、ステーキだってOK

どんなに好物であったとしても、硬すぎるなどの理由で食べにくかったら、食事の楽しみは台無しになってしまいます。食べることが楽しくなければ食欲も湧いてきません。

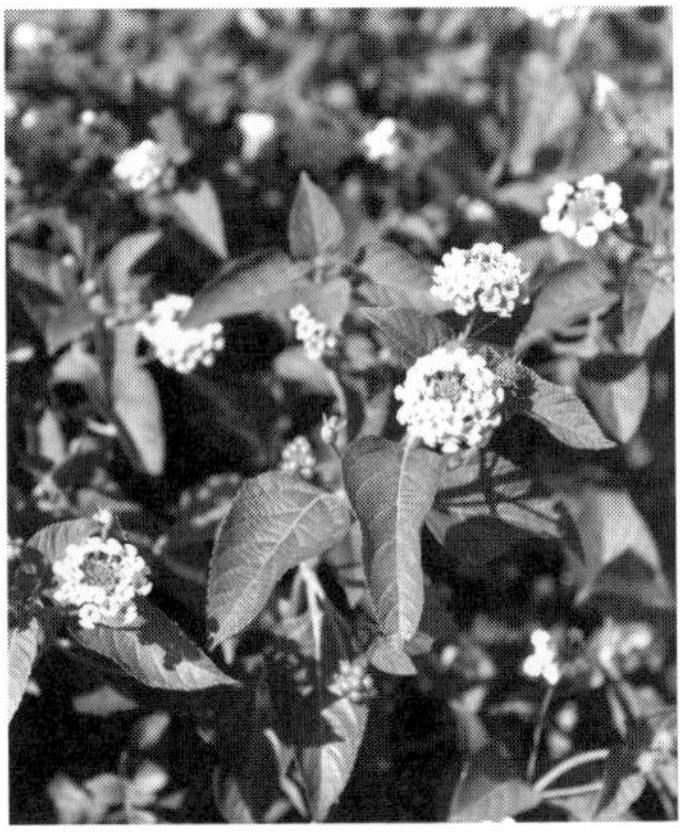

その意味では味付けも重要なポイントです。おいしくすることはもちろんですが、血圧が高くなりやすい高齢者にとっては塩分の取り過ぎに気をつける必要があります。正子さんによると、「もともと私は濃い味付けをしていませんから、特に薄味に変えたりはしていません」ということですから、その点では安心と言えます。

正子さんにとって助かるのは、弘子さんには食べ物の好き嫌いがほとんどないことです。

「何でも食べますね。揚げ物でも（洋食の）スパゲティでも。ステーキのお肉も一、二切れは食べてくれます」

あえて脂っこいものを食べる必要はありませんが、高齢者の中には脂質を極端に遠ざける人が少なくありません。脂質は肥満の原因になるとか、コレステロールを増やすとか、とかく悪者扱いされがちですが、もともと体にとっては炭水化物、たんぱく質と並んで重要な3大栄養素の一つであり、全く避けてしまうのはお勧めできません。弘子さんのように、体が欲する分を食べるという方法は理にかなっていると言えます。

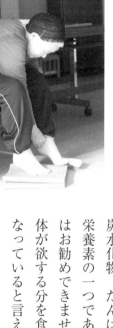

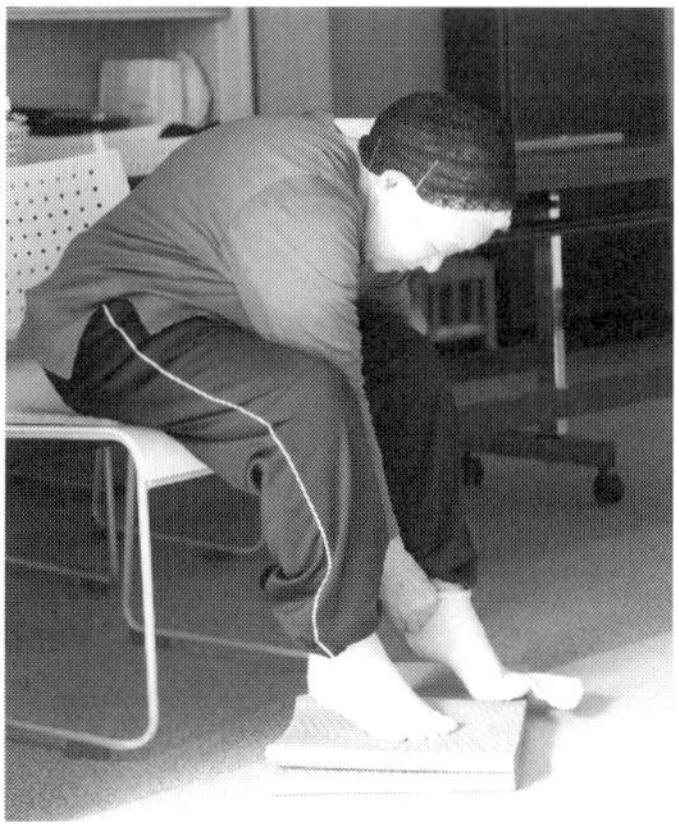

1日に「10食品群」を食べよう

「さあにぎやか（に）いただく」という言葉を聞いたことがあるでしょうか。「さ」は魚▽「あ」は油▽「に」は肉▽「ぎ」は牛乳・乳製品▽「や」は野菜（きのこ類を含む）▽「か」は海藻▽「い」は芋▽「た」は卵▽「だ」は大豆・大豆製品▽「く」は果物――というふうに、体作りや健康維持に必要な10食品群の頭文字を取っています。

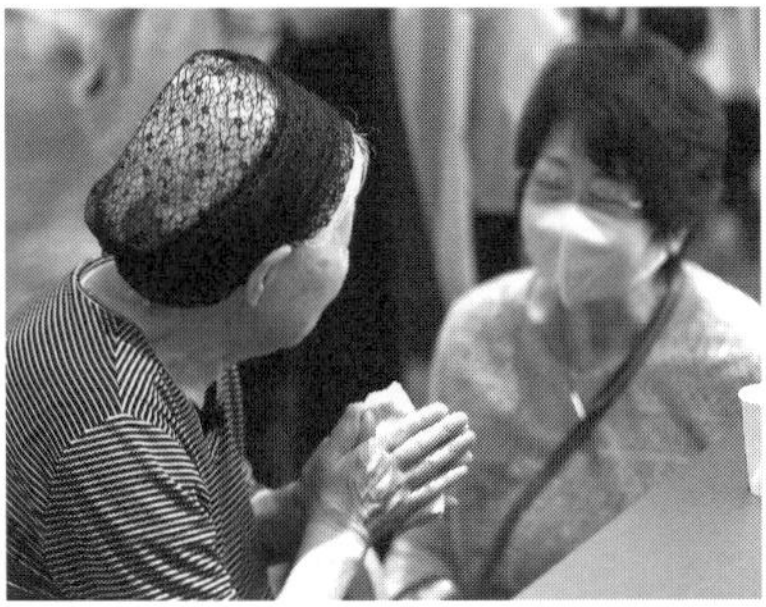

バランスよく食べるのが大事だとよく言われますが、バランスの良い食事とは何かというと、なかなか分かりやすく説明するのは難しいのです。そこで簡易的に作られたのが「さあにぎやか（に）いただく」の語呂合わせです。10食品群すべてを毎日（毎食ではありません）食べることができたらベストですが、少なくとも四つ以上、できれば7食品群以上を食べるように目指したいものです。

中でもフレイル予防にとって重要なのは「さ」の魚、「に」の肉、「ぎ」の牛乳・乳製品、「た」の卵、「だ」の大豆製品に含まれるたんぱく質です。たんぱく質は筋肉を作る材料になりますから、たんぱく質が足りないと、前の章で紹介した通り、フレイルに陥る最も大きな原因であるサルコペニア（筋肉の減少）のリスクが高まります。

1週間のメニューを見ると、弘子さんはたんぱく質をしっかり取り、それぞれの食品群からバランスよく食べられているようですね。

気が付きにくいオーラルフレイル

フレイル予防の観点では、近ごろ「オーラルフレイル」という用語をよく聞くようになりました。

オーラルフレイル（口腔機能低下）とは、口周りの筋力や機能が低下した状態で、硬いものがか

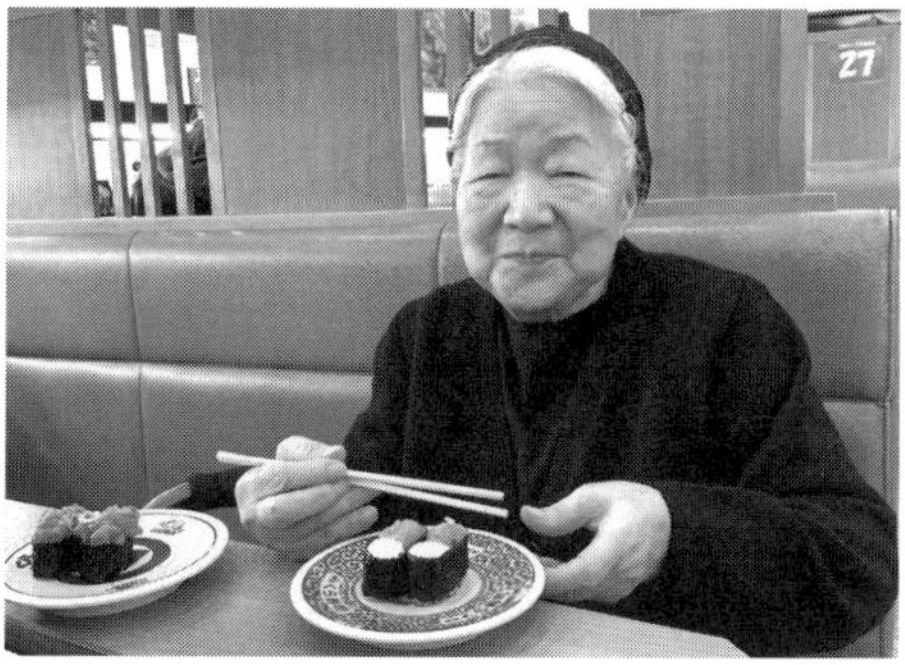

家族で寿司屋へ

みづらい、お茶やみそ汁などを飲むとむせる、滑舌（なめらかに発音すること）が悪くなる、口の中が乾く――といった小さな症状から始まります。気が付きにくいので、注意が必要です。

放置しておくと、咀嚼（噛むこと）したり、嚥下（のみ込むこと）する力、すなわち「食べる力」が落ちていき、それに伴って低栄養状態になってしまいます。体に栄養が足りないと筋肉は減少し、全身の活動量が低下します。体を動かさないと食欲が湧かないので、食べる量がさらに減り、ますます筋肉が衰えていくという悪循環に陥ってしまうのです。口周りの衰えは、全身の筋力や機能の衰えと密接につながっています。

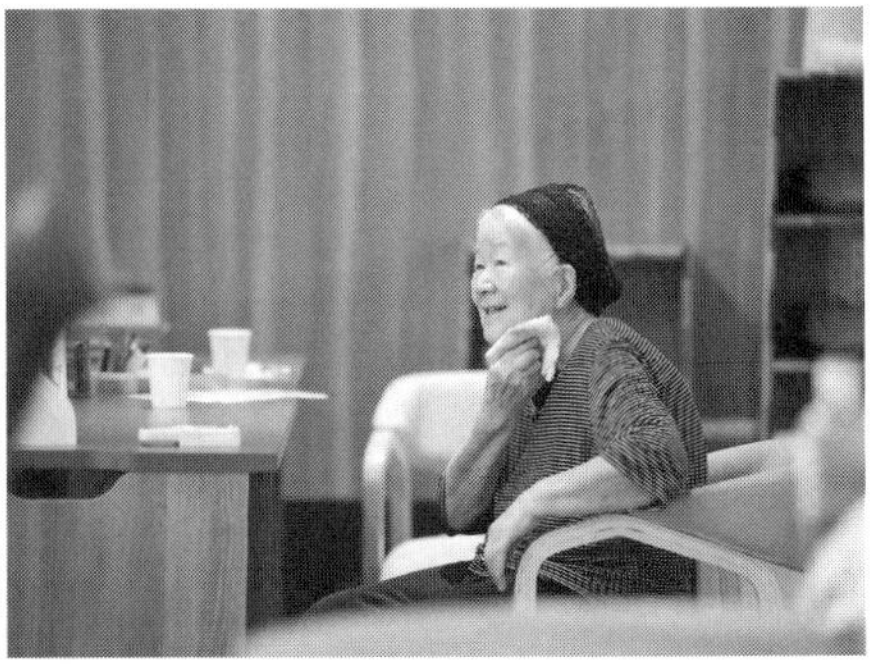

食べる力が衰えた高齢者には、食べ物をペースト状にしたり、小さく切り刻んで食べてもらうという作業が必要になることがあります。見た目や食感が損なわれ、食事を十分に楽しむことからはかけ離れていってしまいます。

正子さんは「お雑煮の餅も小さく切らずにそのまま入れています」と話します。松井家では正月の雑煮には小松菜が入ります。それも餅よりも多いくらいどっさりと入れるのが特徴です。

「お餅は2個。葉ものと一緒に食べると餅がのどに詰まらないから大丈夫、と言っています」

「噛める人」は認知症になりにくい

実は弘子さんは「自前の歯」が1本もありません。それでも「食べる力」を維持できているのは、入れ歯を適切に使っているからです。

歯でしっかりと噛んで食べることは、食事の楽しみを保ち、低栄養にならないようにするだけではありません。ある研究によると、自分の歯がほとんどなく、入れ歯もしていない人は、自分の歯が20本以上残っている人に比べ、認知症になるリスクが最大1・9倍になることが分かっています(注138ページ)。

また、自分の歯を失ってしまっても、入れ歯を適切に使うことによって、認知症になるリスクを4割抑えることができる可能性が示されています。

さらにもう一つ、忘れてはいけない観点があります。フレイル予防にとって「孤食」、つまり一緒に食事をする人がいない生活は禁物です。

フレイルを予防するには「社会参加」の要素が大事だという話は何度もご紹介していますが、誰かと食卓を囲むことは、人とのつながり＝社会性をはぐくみ、幸福感を高めます。体だけでなく心にも栄養が与えられ、豊かになるのです。心が豊かであれば、何かをしてみようという気持ちが生まれ、行動範囲が広がります。それによって身体機能が高まる好循環が期待されます。

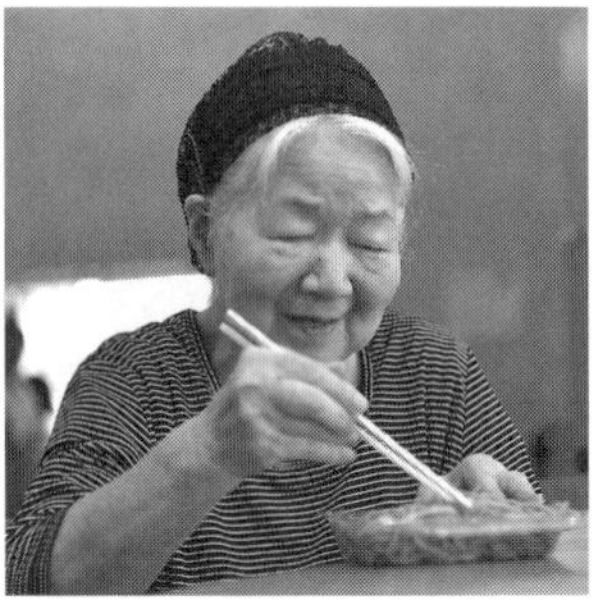

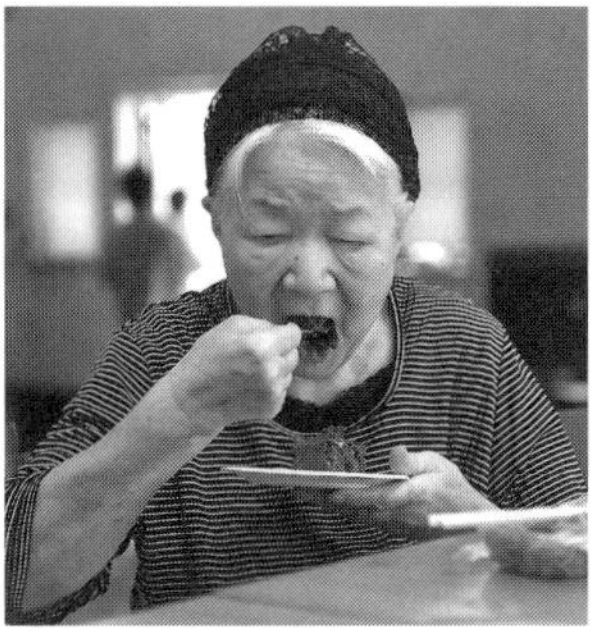

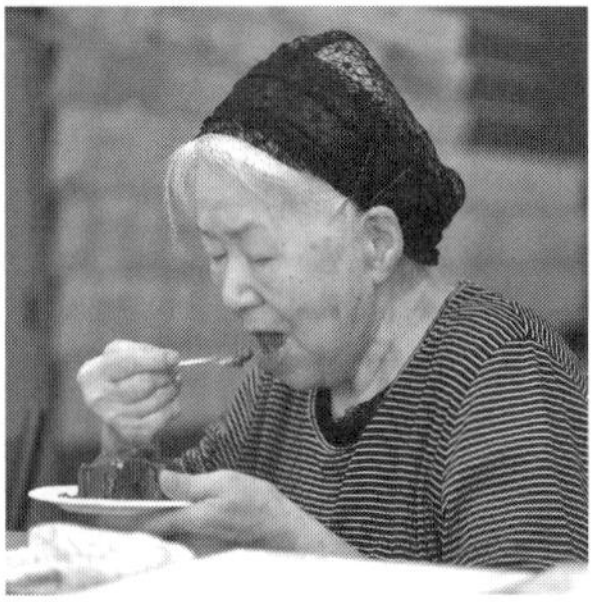

月に一度の食事会で社会性を保つ

弘子さんは月に一度、第2火曜日に70〜80代の友人3人と近所のお店で「食事会」を開いています。弘子さんはこう話します。

「ほかのお友達は私よりも若いので、話が通じないこともありますよ。ああ、そういうこともあるんだなあと思って聞いているんです」

95歳になり、さすがに外出する機会が少なくなってきた弘子さんにとって、友人とおいしいご飯を食べ、思う存分おしゃべりをする時間は、世の中に開かれた窓の役割を果たしているのでしょう。

厚生労働省が2024年7月に発表した23年の国民生活基礎調査の概況によると、65歳以上で一人暮らしをしている人は約855万人で、

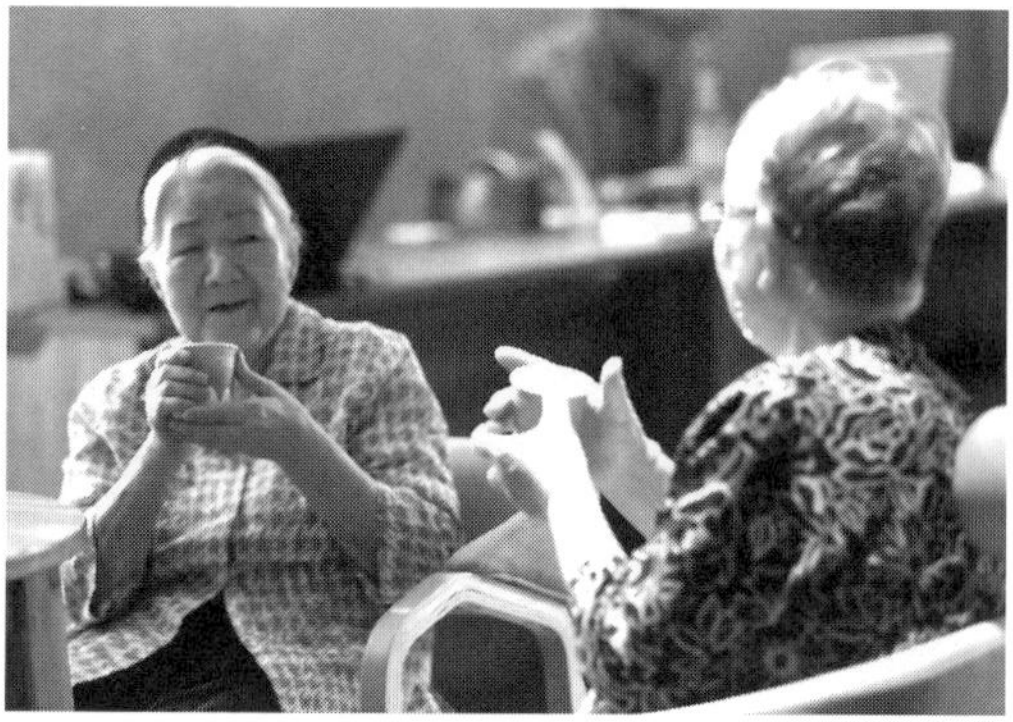

高齢者の21・6％を占めています。

一人暮らしであれば、毎日誰かと食事をするのが難しいことは確かです。それでも弘子さんのように、定期的に友人・知人と会う機会を作るとか、あるいは一人で喫茶店に入ってコーヒーを飲む、そんなちょっとした〝冒険〟をしてみてもいいかもしれません。

気が向いたらで構いません。隣り合った人と二言三言、会話を交わしてみるのも、立派な社会参加になります。昨日とは違う今日を生きる、今日と違う明日が来るのを楽しみにする。日々、新しい自分に生まれ変わるためにも、体の栄養と心の栄養は、しっかり取っていきましょう。

懐かしいかんぴょうの巻き寿司

さて、ここからは弘子さん本人に食生活のことを聞いていきましょう。

――今日の昼ご飯は何でしたか。

「箱詰めのお寿司です。話すほどのものではありません（笑）」

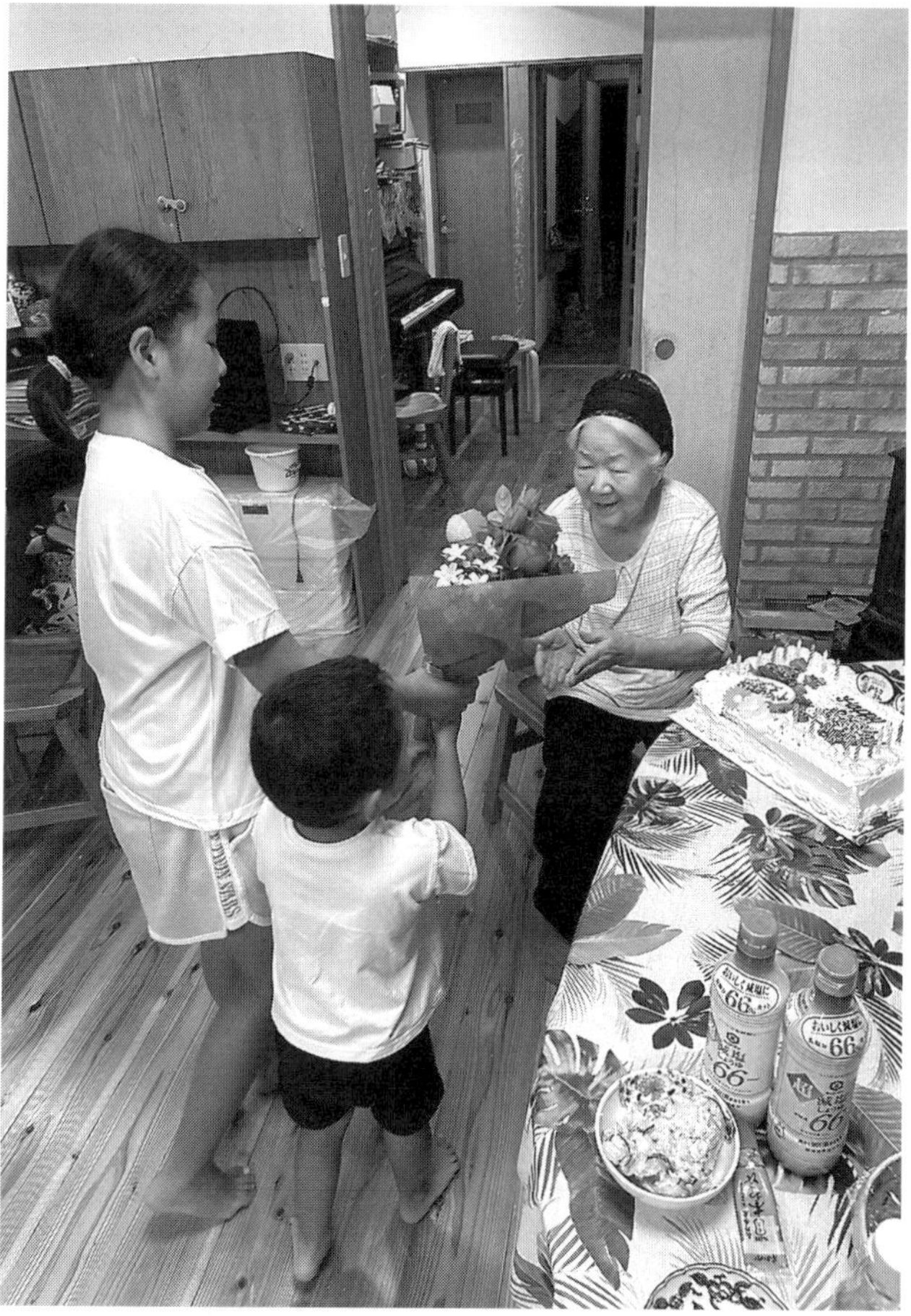

95歳の誕生日を祝うパーティーで、ひ孫の志穂さん、和(やまと)くんから花束を受け取る

――どんなお寿司？

「細巻きですね。箱に少し〝空き地〟が作ってあって、そこにご飯をお団子みたいにした寿司が詰めてあるの。丸いお寿司もあるんだなあと思いました。今は面白いですね。

卵焼きも三角のがあるし。ああやって買う人の目を引くんでしょうね。きれいですよね、見た目もね」

私たちが何気なく目にするスーパーの弁当や総菜一つとっても、弘子さんには新鮮な発見があるようです。長年、商売を手伝ってきただけに、やはり目のつけどころが違うのでしょう。

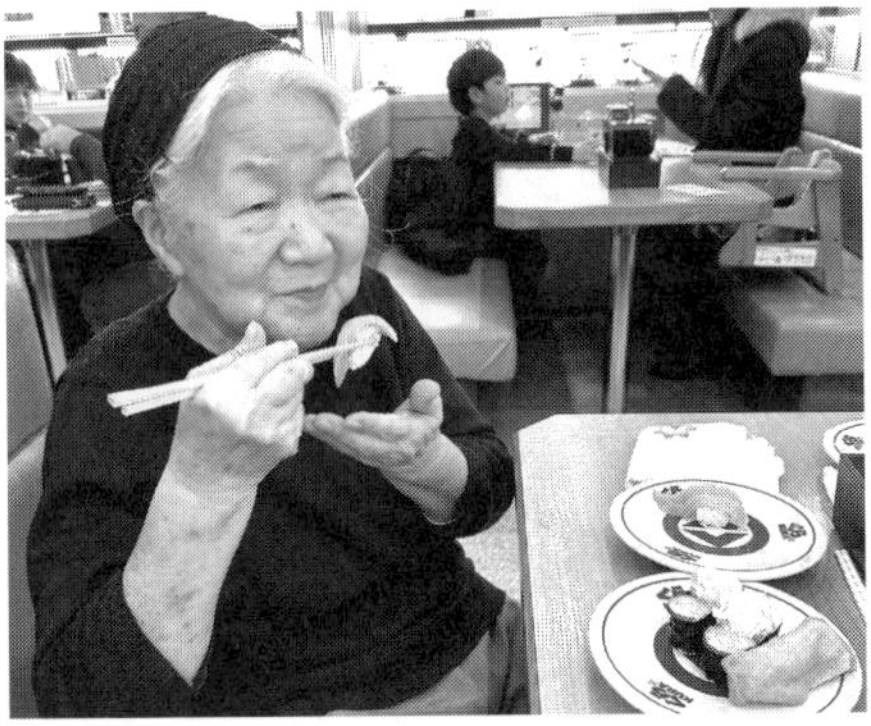

――お寿司は好きですか。

「みなさん好きでしょう、日本人なら。それに好きというより、早いから、仕事が。ご飯を海苔で巻けばいいので。一度、野菜の煮物を巻いた寿司を食べて、ああこういうものもあるんだなと思いました。

芯は何でもいいんですよ。昔はかんぴょうだった。かんぴょうだけですよね。せいぜい卵焼きとか。きゅうりを巻くことはなかったです。きゅうりはおしんこか酢の物でいただくものでした」

ぜいたくな河岸直送の刺し身

――子どもの頃のごちそうといえば何ですか。

「五目ご飯でしょうか。あと、お刺し身を食べてました。まぐろとかね。魚屋が親戚にあったんです。母の弟が日本橋の店に勤めていて、朝の2時頃に河岸に行くんですって。店は宮内庁（戦前は宮内省）にはんぺんを納めていたそうです」

東京の日本橋にはかつて江戸時代から続く魚河岸（市場）がありました。1923（大正12）年の関東大震災を受けて、築地（東京都中央区）に移転しますが、江戸と東京の台所を300年以上も支えてきた由緒ある土地に店を構えて御用達を扱うだけあって、名店だったに違いありません。

弘子さんは幼い頃から、目利きがより抜いた〝築地直送〟の魚介に舌鼓を打っていたわけです。

「だからお刺し身はおいしいものが食べられました。自転車に大きな氷を積み、その上に魚を乗せて運んできてくれました」

弘子さんが生まれた埼玉県北葛飾郡旭村は今の吉川市に当たります。吉川市といえば、JR武蔵野線・吉川駅の南口ロータリーに金色のナマズのモニュメントが鎮座しているように、「なまずの里」として知られています。

江戸川と中川に挟まれた吉川地域は、古くから水運で栄えました。川の文化がはぐくまれ、川魚料理は食文化として根付いています。市のホームページによると、江戸時代初期には川沿いに料亭が建ち並び、「吉川に来て、なまず、うなぎ食わずなかれ」といわれるほどでした。

古くは新選組の近藤勇、また元首相の福田赳夫氏、中曽根康弘氏も吉川を訪れ、川魚料理に親しんだといいます。

郷土料理の「ナマズのたたき」

――ナマズはよく食べたんですか。

「ナマズはたたきにするんですよ。包丁で身をたたいて、おみそを入れて揚げて食べるんです」

ナマズのたたきは、川の恵みによって人々が脈々と生活を営んできた、この地域ならではの郷土料理です。

「私のおじいさんは魚釣りが大好きで、フナ釣りをしていました。何人かで川に船を出して釣っていたみたいです。釣ったフナですか？　食べるんです。昔だからコトコト煮て食べたんですよ」

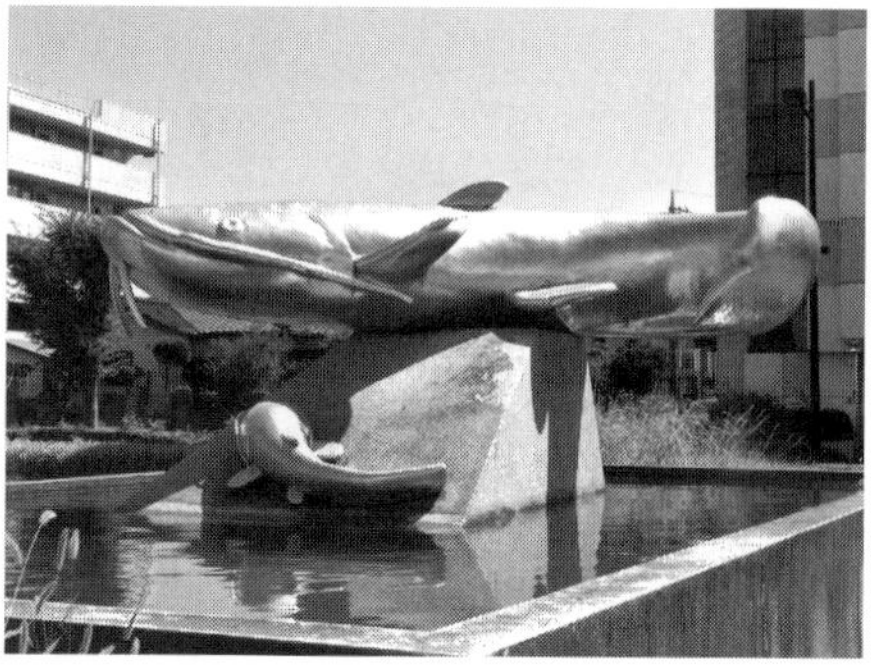

――川魚といえば、ドジョウはいかがですか。

「ドジョウは大嫌い。あんな細くて長いものを食べるなんて」

食べ物には好き嫌いがないという弘子さんですが、ドジョウと聞くととたんに顔をしかめます。

「甘露煮にするんじゃなくて、みそ汁に入れたんですよ。ほかには別に嫌いなものはないんですけどね」

――では、今までで一番おいしかったものは何ですか。

「さあ、何でしょう（笑）。忘れちゃいましたね」

――外国旅行をした時、何か珍しいものを食べたとか？

「どうでしょうか。オーストラリアに行った時には、日本人がやっている（日本料理の）店に行っちゃったんですよ（笑）。前のことだからみんな忘れました。もう一度食べたい、というものはないですね」

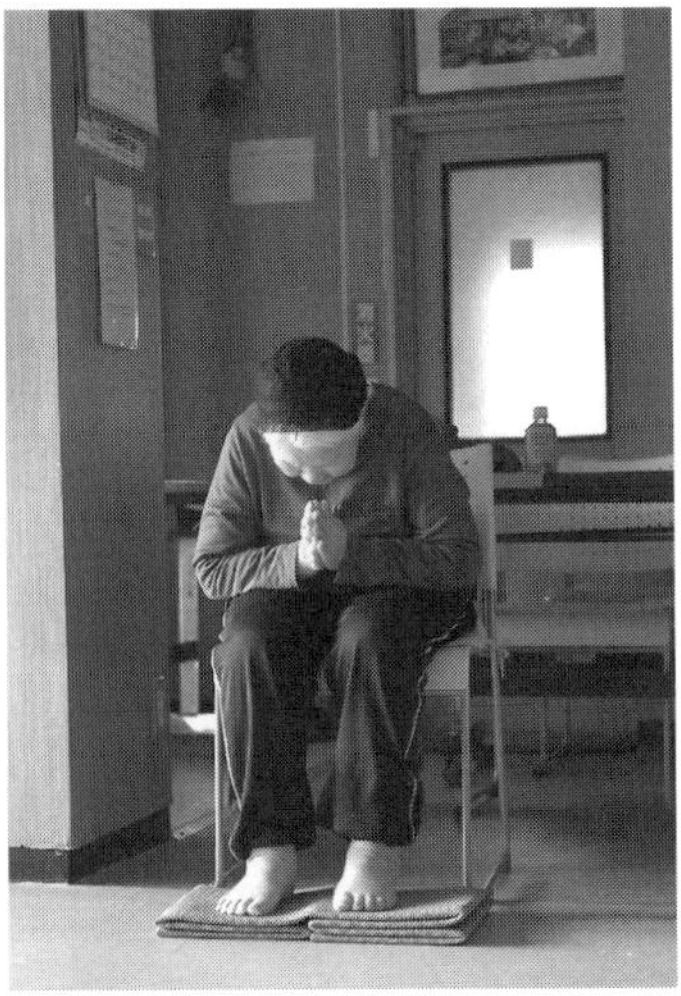

圧力鍋を使いこなしていた母親

特に好きな食べ物はないと繰り返す弘子さんですが、話を聞くうちに、言葉の端々からは子ども時代の懐かしい食卓の情景が立ち上ってきます。

「暮れのいただきものに鮭がありました。農家だから台所が広いんです。天井から鮭が4〜5本、ぶら下がっていた。炭で火を焚くので、それがいいらしいんですよ、いぶされて」

――お肉は好きだったんですか。

「大概の農家は鶏を飼っていたので、それをつぶして食べたりしました。全部食べちゃいました、骨までたたいて。豚肉？　豚肉はわざわざ買いに行かなくちゃいけない。鶏ならそこらへんにいましたから」

すぐ手の届くところに新鮮で滋養にあふれた食材があるというのは、農村だからこその利点ですが、弘子さんは小さい頃から素朴さだけではない、豊かな味覚にも触れていました。

「母親が料理講習会に行くのが好きだったんです。そこで習った圧力鍋を使って魚を全部、骨まで食べられるようにしたんです。おかげさまで今も健康でいられます」

成長期にカルシウムたっぷりの食事をすることで、丈夫な足腰の基礎が作られたのでしょう。商家に嫁いでから約40年間、朝早くから夜遅くまで働き詰めに働きました。そして今、95歳で身の回りのことを自分でこなせる元気さは、少女時代の恵まれた食生活のたまものだと言えるかもしれません。

「大豆とかはね、昆布を入れて圧力鍋で煮たりしてね。母親は料理を習うといっても、テレビの料理番組なんかもない時代ですからね、学校に集まって教えてもらっていましたよ」

戦中・戦後の「食糧難」時代は？

もっとも、1929（昭和4）年生まれの弘子さんの子ども時代は、すっぽりと戦争の渦中にありました。38年に国家総動員法が制定され、日本は経済統制が行われます。40年に砂糖、マッチが配給制（切符制）になり、41年には米

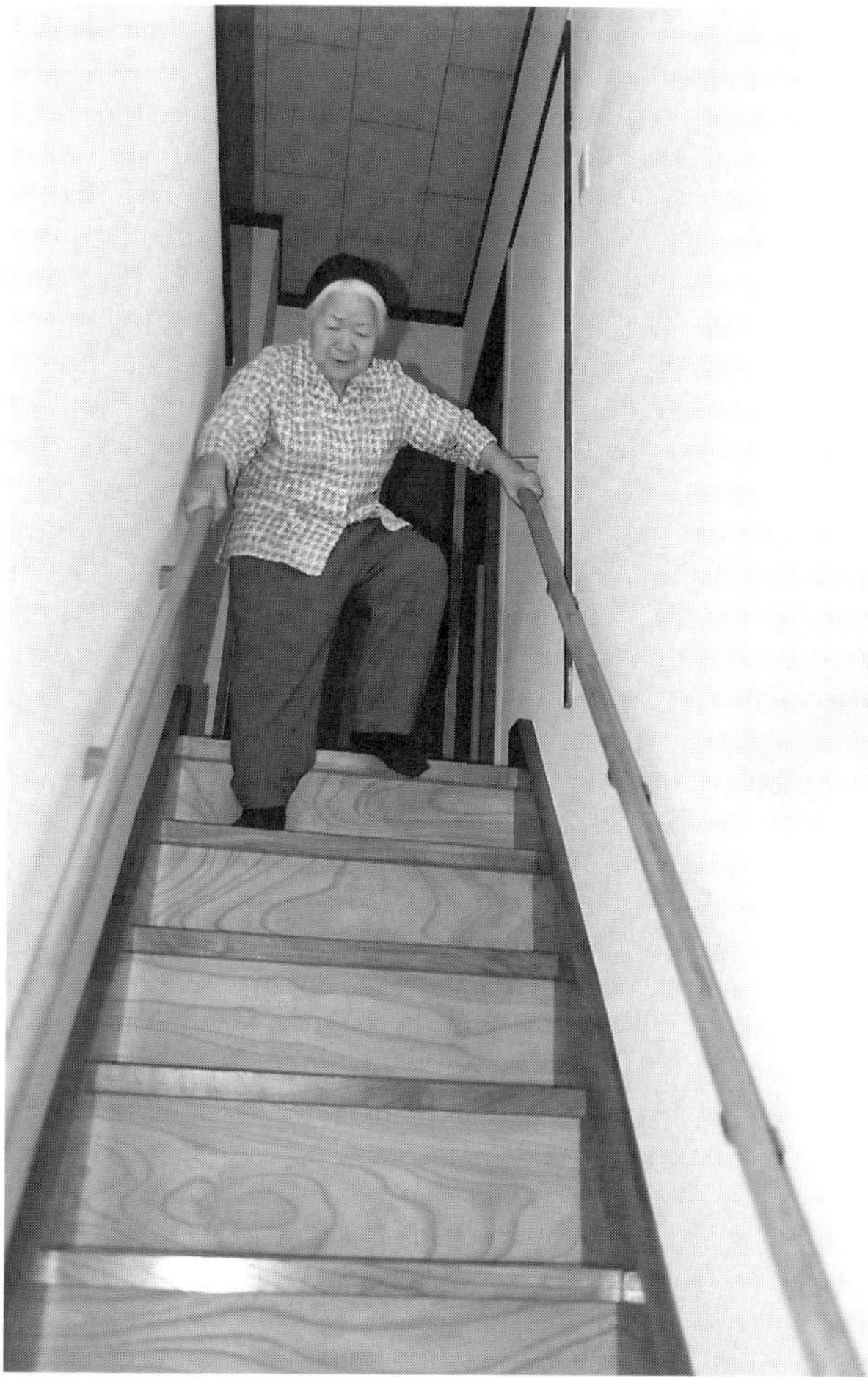

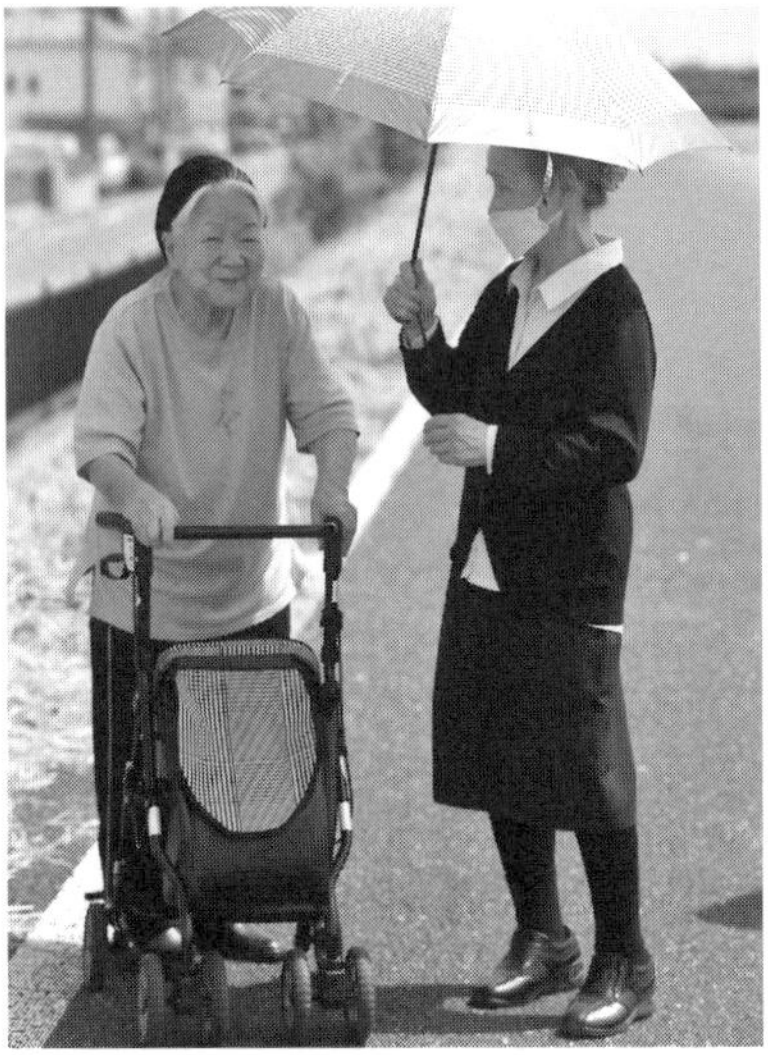

も通帳による配給制が敷かれました。同年12月に太平洋戦争が始まると食料・生活物資はますます不足し、43年末の段階では野菜、魚など生鮮品も含めたほとんどの物資が配給制になってしまいます。

河岸から魚を届けてくれていた叔父一家が、やがて弘子さんの家に疎開してきたといいます。

「空襲で焼け出されたんです。戦争に行った兄たちが勉強部屋にしていた隠居部屋が一部屋空いていて、そこで暮らしていました。子どもが3～4人いたでしょうか、近所の小学校に通っていました」

日本の敗色は少女の目にも明らかでした。

――戦中、戦後の食糧難時代はいかがでしたか。

「農家でしたからね、おかげさまで」

自給自足が当たり前の環境だっただけに、ひもじい思いをすることはなかったのは幸いだったと言います。

「甘いものは好きでしたね、ぼたもちとかね。農家だからあんこも自前で作るんです」

ほろ苦い「まんじゅう」の思い出

埼玉県ではかつて米の裏作として小麦栽培が盛んでした。そのため、県内各地に小麦粉を使った郷土料理が根づいています。中でもポピュラーなのが、小麦粉の記事で小豆あんを包んだシンプルな「小麦まんじゅう」です。

「小麦まんじゅうはあまり作りませんでした。ここに（お嫁に）来てから作ったね。小豆じゃなくて、ソラマメで作ったことがあります。すってざるでこし

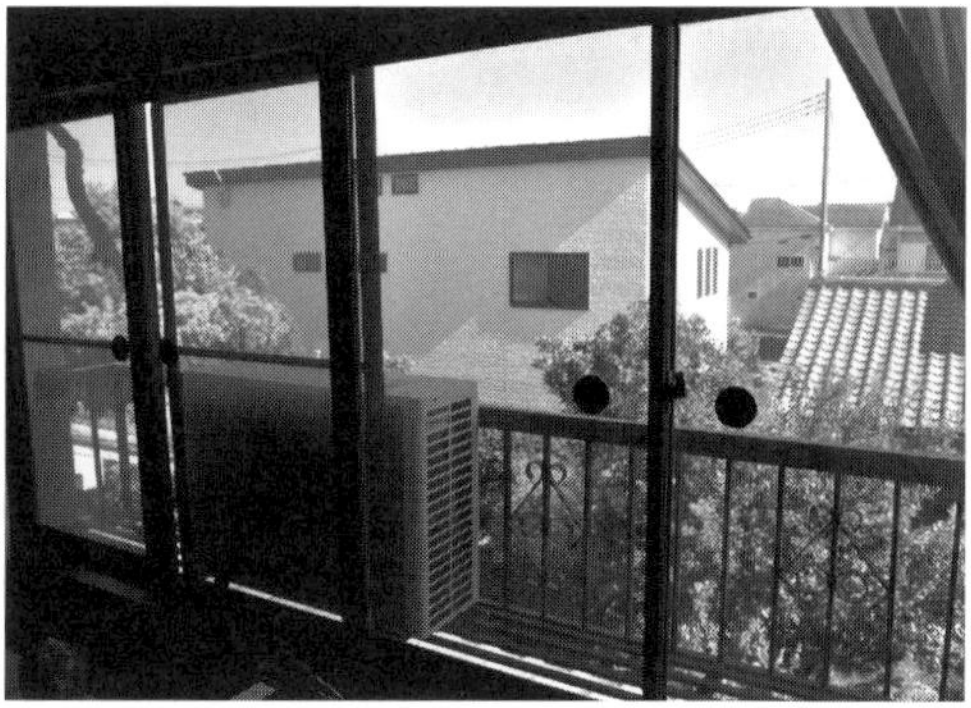

て皮をよけて。家族がたくさんいたから、（作るあんこの量が多くて）煮詰めるのが大変でしたよ」

親元を離れて慣れない商売の世界に飛び込み、一家の台所を任された責任の重さは、今も忘れられないようです。

「私は〝箱入り〟でしたからね。それがこっちに来て、よくやったなあと時々思い出して涙が出ます」

弘子さんにとって、食べ物にはさまざまな思いが結びついているのです。

（注）２０１２年に神奈川歯科大学の山本龍生准教授（現同大教授）ら厚生労働省研究班が発表した研究結果によると、65歳以上の約４４００人を対象にした４年間の追跡調査により、歯がほとんどなく義歯（入れ歯）を使用していない人は、歯が20本以上残っている人に比べ、認知症発症のリスクがの１・９倍になることが分かった。また、歯がほとんどなくても義歯を使用すれば、認知症の発症リスクを４割抑制できる可能性も示された。

第4章

「学び」がはぐくむ若々しい心

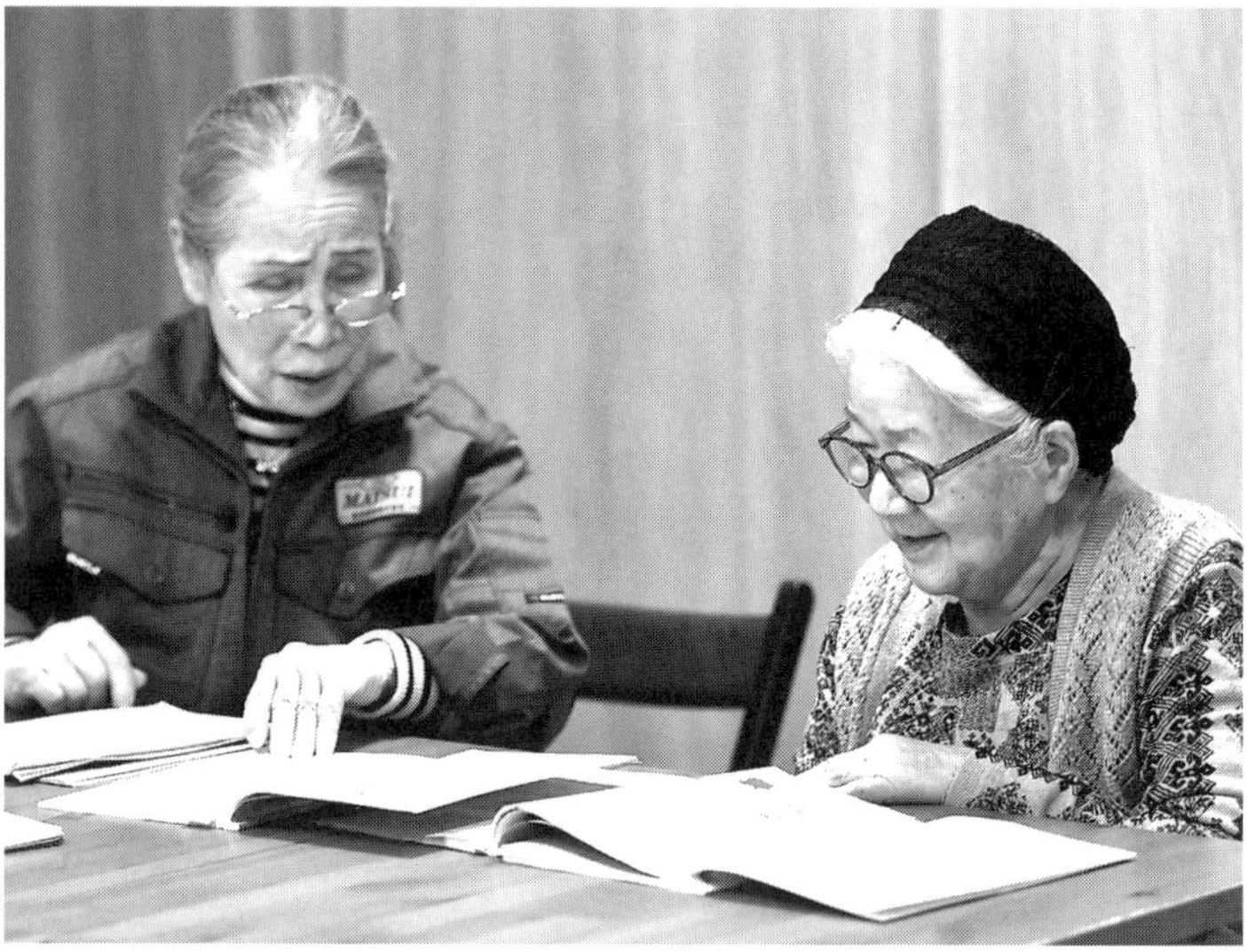

94歳で「資格」取得に挑戦

２０２３年12月、百年健康倶楽部のジムエリアに隣り合ったスペースに二人の女性の姿がありました。

広い机にテキストとノートを広げ、眼鏡をかけて何やら熱心に勉強中の様子です。それは「資格試験」に向けて準備中の弘子さんと、勉強を手伝いながら一緒に学んでいる社員の会田さんなのでした。

その日、取材班は初めて松井産業におじゃまし、孝司さんから「介護予防」で地域に貢献したいという熱い思いを聞きました。とりわけ実母の弘子さんを介護予防の取り組みの〝モデル〟にして、成果を広く発信するというチャレンジングなアイデアに驚かされました。

しかし、94歳（当時）の弘子さんが、今から始めて何をどれだけできるようになるのか？

口には出しませんでしたが、取材班のそんな内心を読み取ったのでしょう、孝司さんは「おふくろは今、介護予防の資格を取ろうとしているんです」と話してくれました。

94歳で資格取得に挑戦——正直いって半信半疑だった取材班の目に映ったのが、冒頭の光景です。

弘子さんの視線はテキストの文字を丁寧に拾っていきます。かたわらには愛用の辞書が置かれ、分からない漢字や言い回しがあると、すぐに引いて意味を確かめます。机の上と手元だけを見れば、高校生が受験勉強をしているところかと思ったかもしれません。

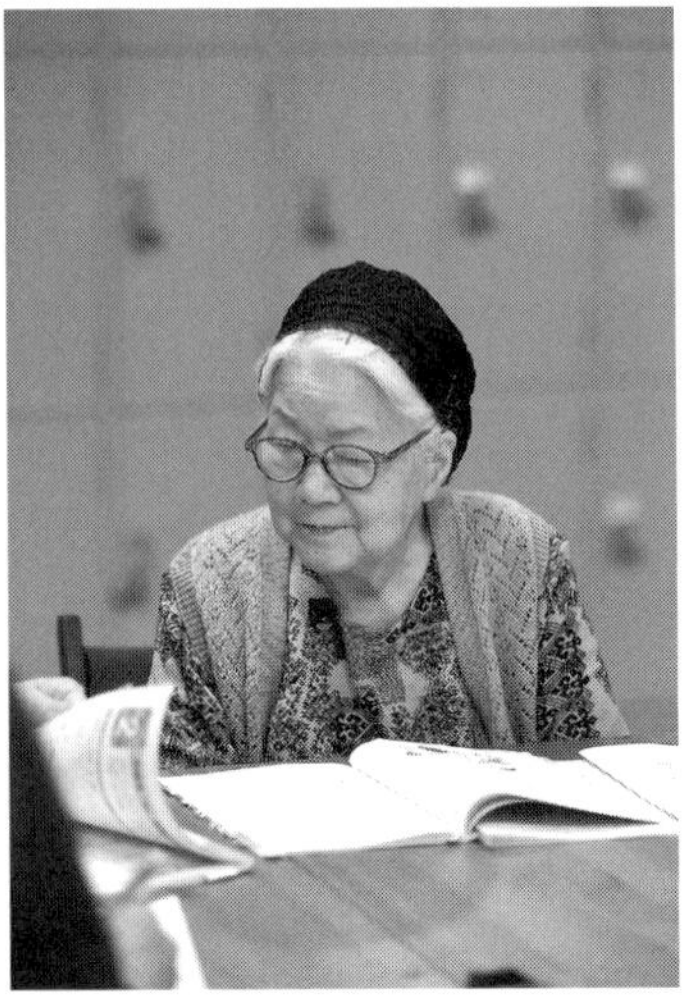

そこで初めて弘子さんの「スーパーおばあちゃん」ぶりを目の当たりにするわけですが、本格的に取材に通い始めた24年3月、取材班はもう一度、驚かされることになります。
資格はもうとっくに取ってしまった、というのです。
「半年で取れればいいと言ってたの

に、2カ月で取っちゃった」

孝司さんもそう言って驚くほどのスピード取得です。

介護予防のアドバイザーに

弘子さんが取得を目指して勉強していたのは「介護予防健康アドバイザー」という資格です。

介護予防健康アドバイザーは、高齢者の健康寿命を延ばすことを目的とし、高齢者が安全に運動し、健康的な暮らしを保てるようにアドバイスするのが役目です。高齢者の体の特質や、骨や筋肉などの働きなどに関わる幅広い知識の習得が求められます。

NESTA（全米エクササイズ&スポーツトレーナー協会）という団体の日本支部が認定する民間資格で、その監修を受けた「ユーキャン」の通信講座によって学びます。テキストは「知識編」と「実践編」の2冊があり、知識編では介護予防に必要な運動や栄養の基礎知識、リスクマネジメントなどを学び、実践編では具体的なエクササイズのやり方や、どんな効果があるのかなどについて詳しく学習していきます。

評価は計3回の添削課題の提出によって行われ、うち最終課題がマークシート方式の資格認定試験になります。弘子さんは23年11月初めから勉強を始めました。週2回、1時間ずつ会田さんと並んで机に向かったそうです。その結果、12月中に資格試験をクリアしました。

講座の「標準学習期間」は3カ月とされています。現役世代が余暇を使って勉強することを前提にした期間ですから単純比較はできませんが、90代という年齢を考えれば、想定外の早さには違いありません。

「学習したことは、毎日3食おいしく食べる、ということでしょうか。久しぶりの勉強でした。勉強は全然していませんでしたから。（会田さんの）教え方が上手だったんです」

弘子さんは控えめにそう話します。

高齢者に大事な「自立」と「自律」

自分では「勉強していない」と言いながら、学ぶことに対する弘子さんの積極性には目を見張ります。

「アドバイザー」というくらいですから、受講者の対象は介護現場で利用者に運動指導をする介護職員などの専門職をはじめ、そういう職種を目指している人、あるいは自宅で高齢の家族を介護している人たちがメインになります。

また一方で、体力に自信がなくなった高齢者自身が、効果的な体の動かし方や正しい栄養の取り方、社会との関わりの重要性などを学ぶことによって、フレイルや要介護状態に陥らないように、心身の状態改善にみずから取り組むことも可能になります。

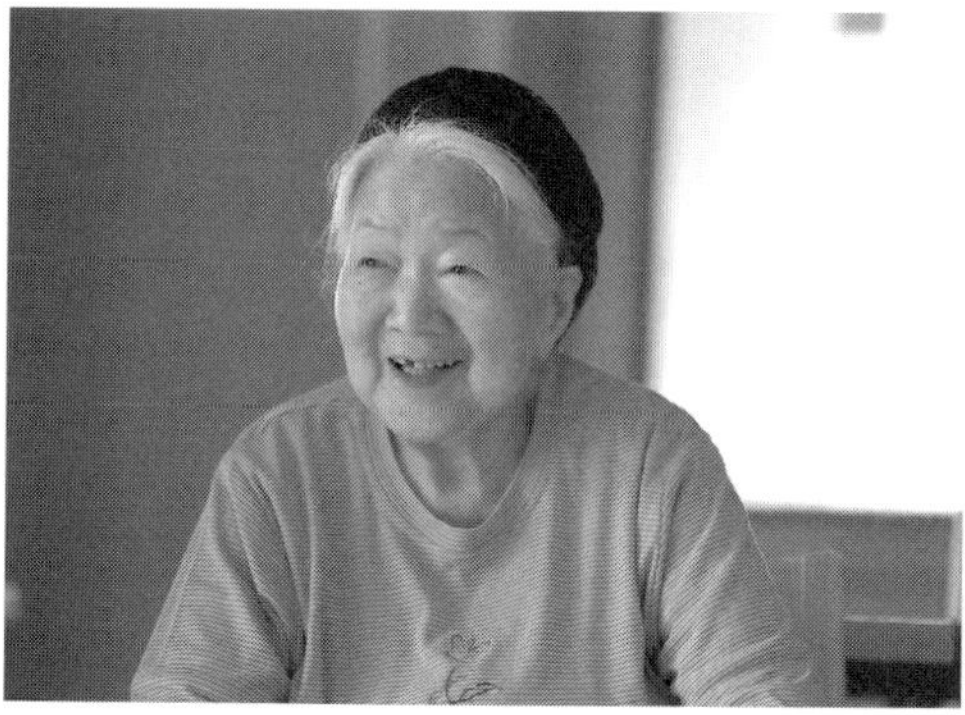

実際、弘子さんのように（90代の人はさすがに少ないかもしれませんが）、自分の健康寿命を延ばすために講座を受講する人も増えているそうです。

健康維持に役立つノウハウをただつまみ食いするのではなく、専門的な分野も含めた幅広い知識を体系的に学ぶことによって、自分の体や心の状態を客観的にとらえることができるようになるのは、講座を受講する大きなメリットの一つでしょう。

高齢者が天寿をまっとうするまで、生き生きと暮らすためには、身の回りのことを自分でできる「自立」と、自分のことは自分で決める「自律」の観点が重要です。

介護予防とは、この「自立」と「自律」が可能な状態をできるだけ長く保とうという取り組みにほかなりません。

高齢者人口は一貫して増え続け、今では国民の10人に1人を80歳以上の人が占めています。医療や介護の制度を将来にわたって持続

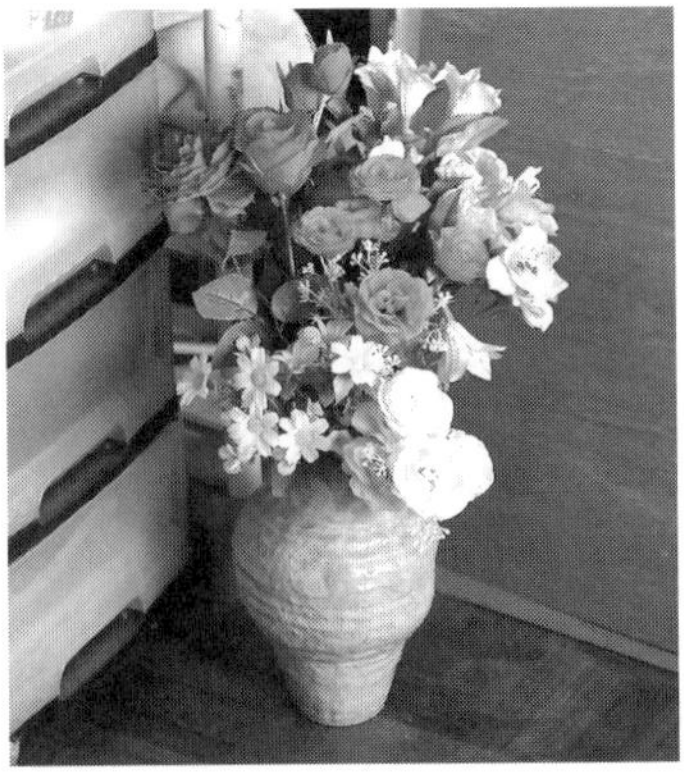

させていくためにも、「自立」の観点は、とても大事です。しかし同時に、介護予防のために何を、どうすればいいのかを自分で考え、決めて、実行する「自律」の力を養うことには、もっと大きな意味があります。

弘子さんの「お茶」トレーニング

ある年齢までなら、大方の人は放っておいても「自立」の状態でいることは可能ですが、さらに健康寿命を延ばそうとするなら「自律」の力は欠かせません。そして、それは意識して身につける必要があります。

仮に要介護状態になった時でも、介護者に対して自分が欲する介護のあり方を伝える意思と能力がなければ、お仕着せのサービスに甘んじることになってしまいます。受けたい介護が受けられない、すなわち「介護の質」が落ちてしまうのです。

そういう「自律」の力は、何歳になっても向上させることが可能です。これから100歳を迎えようとする弘子さんが、あえて「アドバイザー」資格という高いハードルに挑戦する姿からは、いくつになっても人生の主人公として、新たに「できる」ことを探し、増やしていこうとする気持ちのしなやかさと強さをかいま見ることができそうです。

前の章でも紹介しましたが、弘子さんは自宅2階の自室にポットを置いていません。お茶が飲みたくなったら、マグカップを持って1階に下り、台所でお茶を入れて、再び階段で自室に上がります。もし2杯飲みたければ、2往復することになります。

弘子さんはこれを日々の足腰のトレーニングと位置づけています。別に誰かに言われてやっていることではありません。そうしたほうがいいと自分で考え、そうしようと決めて、毎日実行しているのです。「自律」の力が「自立」を保つ前提になっていることが、弘子さんの学び続ける姿を見ると、とてもよく分かります。

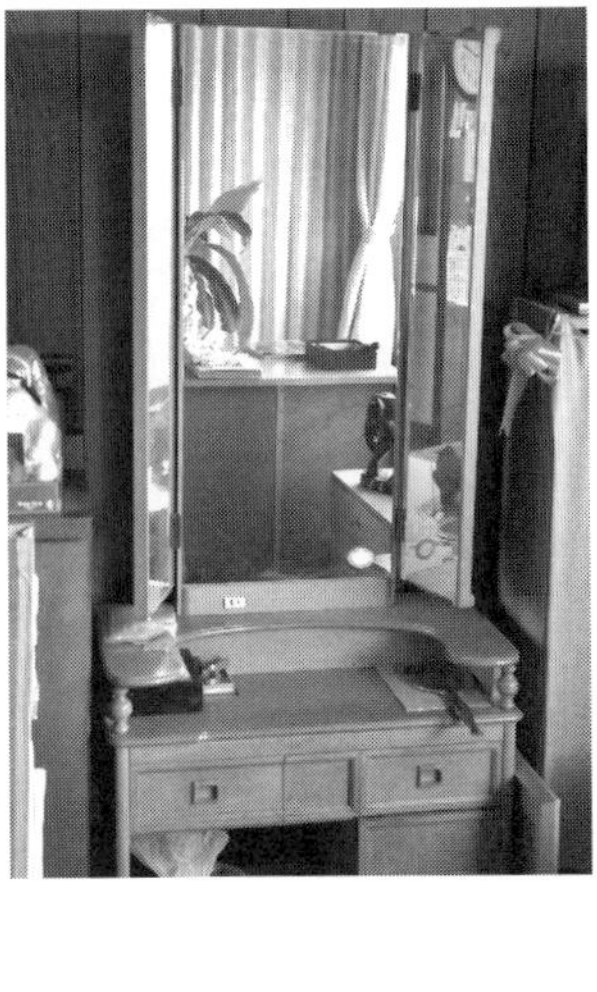

多忙でも30年間続けた書道

「パートさんと一緒になって、卵のパック詰めの仕事をしていたんです。朝も早かったですよね。だからといって夜早く寝られるわけじゃないし。大変だったと思いますよ」

ベテラン社員として、長く弘子さんのそばに寄り添ってきた会田さんはそう話します。

戦後の混乱から日本が立ち直り、高度経済成長期を迎える中で、松井産業は養鶏業から不動産業へと、経営の軸足を移していきます。会社の命運を左右する決断を常に迫られる社長である夫・廣司さんを、弘子さんは〝内助の功〟を超えて、一人の働き手としても支え続けました。

いつも顧客や従業員、地域にとって何が良いのかを第一に考える――松井産業がとりわけ大事にしている理念です。自分のことよりも他人を優先して動かなければならない経営者の妻として、自由な時間を持つことが難しかったことは容易に想像がつきます。

そんな目が回るような日々にあっても、弘子さんがずっと大事にしてきたひとときがあります。

「書道を毎月、習っていました。30年ほど続けたでしょうか」と弘子さんは言います。

24年4月下旬、自宅2階の部屋を取材班が訪れると、弘子さんは愛用の机に向かいながら迎えてくれました。

机の上には半紙が敷かれ、四つの文字が黒々と躍っています。

〈晉楚更覇〉

シン、ソ、コウ、ハ？「晋」と「楚」の漢字から、古代中国でしのぎを削り合った国々にちなんだ成句だと見当はつきますが……。

これは、どういう意味なのですか？

「何でしょうか、お手本にあったので書いたんです。辞書を引いても、載っていないんです」

弘子さんも首をひねります。傍らには朱墨のお手本が置かれています。

「川口から習字の先生に来ていただいていたんです。倫理（家庭倫理の会）の

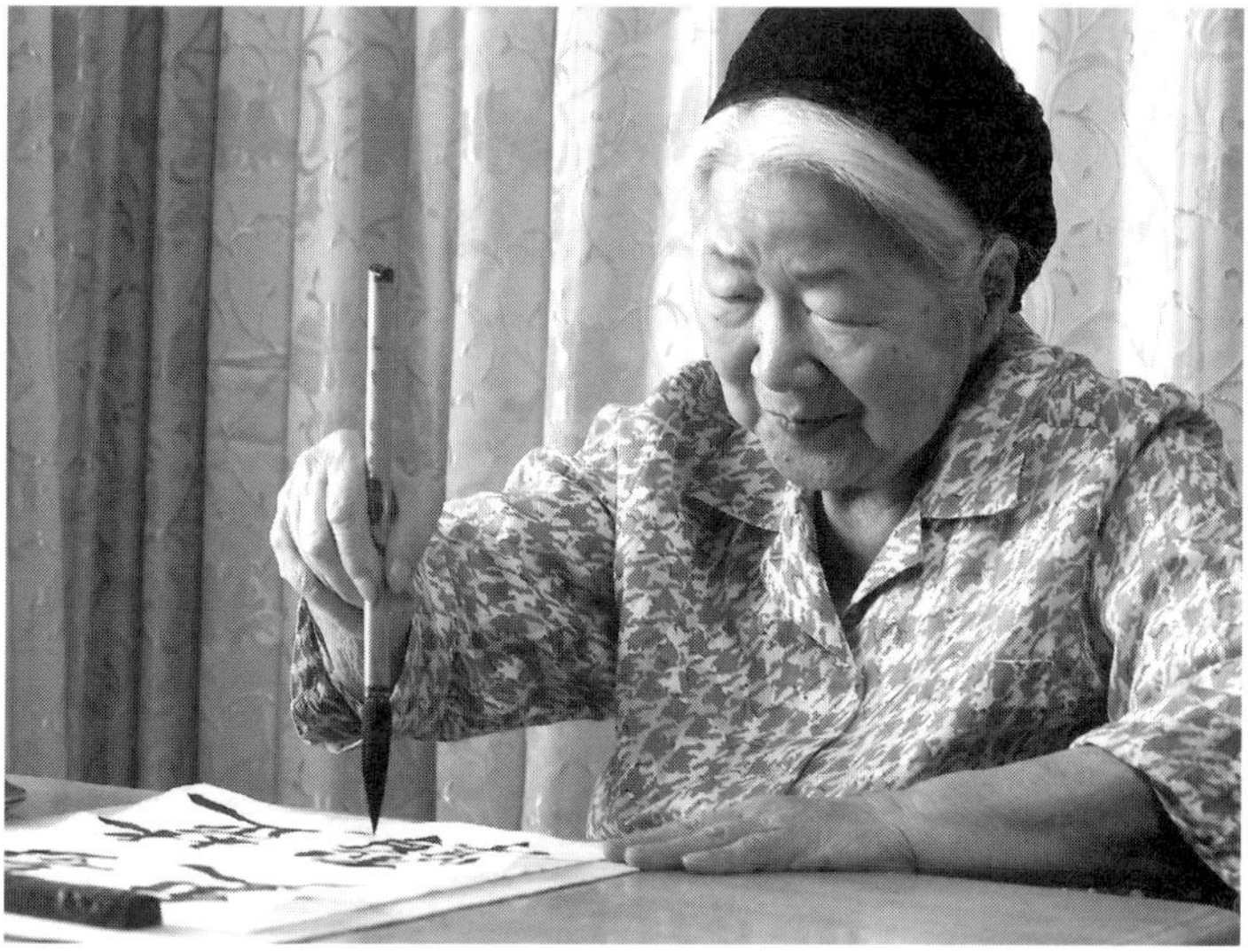

仲間が集まって、4～5人で習っていました」「晋楚更覇」は、その頃によく書いていた字の一つだったということです。

「師範」として認められた実力

調べてみると、読み下し文は「晋、楚はこもごもに覇たり」となります。紀元前の中国で「春秋の五覇」といわれた有力諸侯である晋と楚が、代わる代わる覇権を競っていた、という意味です。

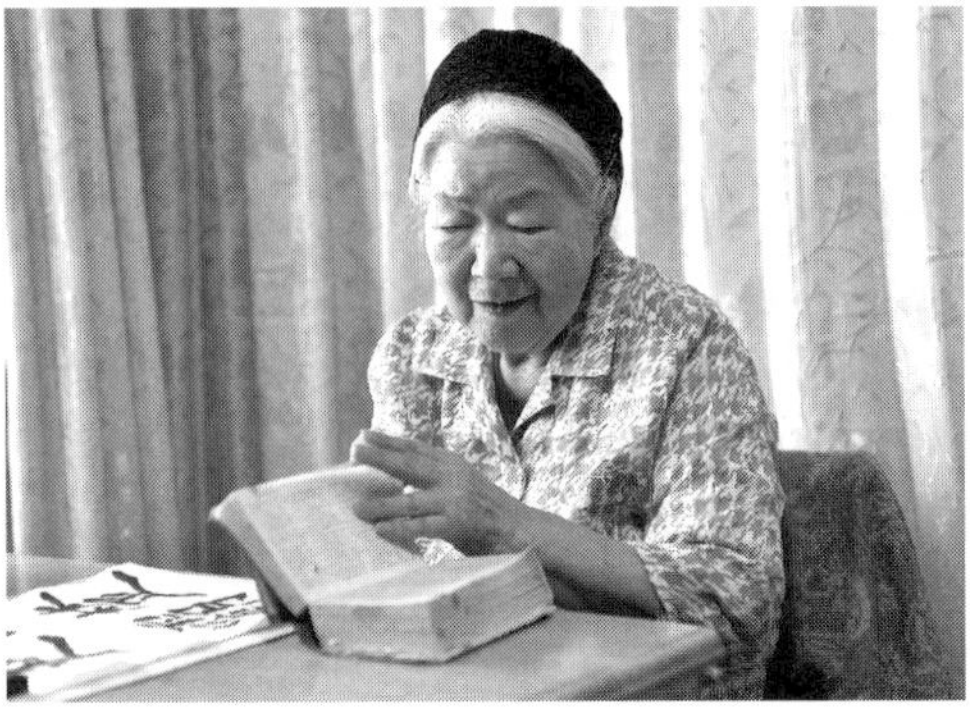

古くから中国で親しまれてきた「千字文」という詩に含まれている言葉の一つです。天文、地理、政治、経済、歴史など世の中のあらゆることに関する4文字ずつの短い句が250個（1000字）集まってできています。使われている文字（漢字）はすべて異なり、重複していません。そのことか

ら、子どもたちが字を学ぶための教科書として使われてきました。日本にも伝来し、平安時代から漢字習得のテキストとして広まったといいます。そして今でも書道界では、千字文に載っている句が、お手本の文字やコンクールの課題として取り上げられています。

「久しぶりに書いてみました。こういうふうに書けるまで、何度もやり直しました」

弘子さんはそう話します。

「墨汁は使ったことがありません。いつもこうしてするんです」

机には年季の入った硯が置かれています。

ところで弘子さんの右手には、10年ほど前から「しびれ」が現れてきたのだそうです。

「お箸は持てるからいいやと思っているんです、不自由はないですから。痛みもないですし、ただ筆が少しずれてきますね」

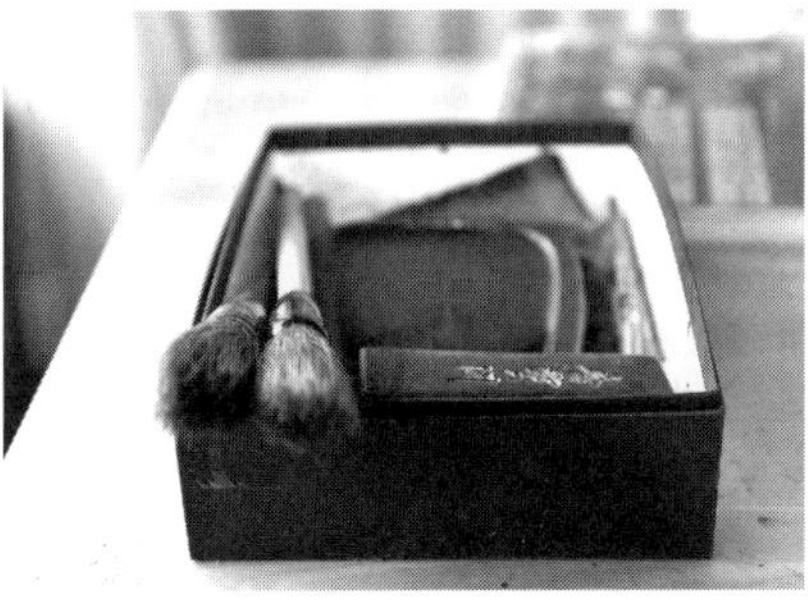

とは言うものの、その筆遣いは端正で、それでいて生き生きとしたリズムを感じさせます。

それもそのはず、何しろ弘子さんは「師範」の腕前を持っているのです。

弘子さんが２００２年1月に発行された「第１３８回競書成績表」と題された冊子を見せてくれました。

「師範地位」として認められた人の名前が細かくずらりと並んだページの中の一点を指さし、弘子さんは「これが私です」と言います。

そこにはこう記されています。

〈三郷　松井竹水〉

弘子さんには「竹水」という雅号があるのです。

墨の匂いが呼び起こす思い出

そこまで本格的に書道に打ち込んだのは、もちろん筆を使うのが好きだったからですが、商家に嫁いだ立場ならではの事情もあったようです。

「主人（廣司さん）が元気だった頃は、年賀状が山ほど来たんです。肩書を持っているところが27カ所もありましたから。『半分書いてくれ』と言うんです。自分だけでは返事が書き切れないんです」

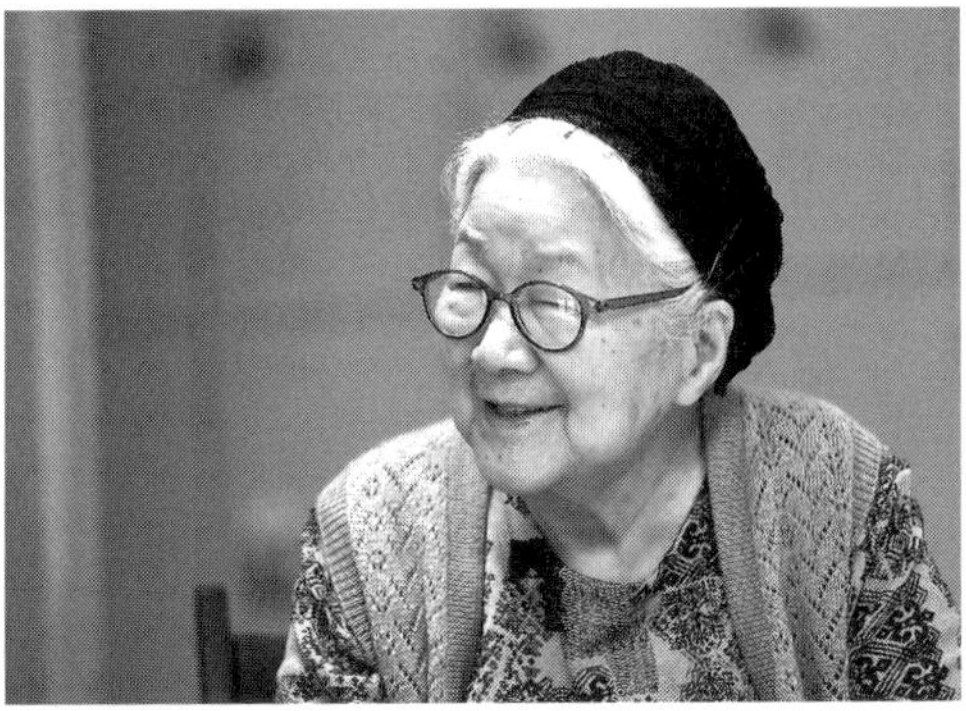

年賀状の文面は印刷に頼るとしても、宛名はすべて毛筆書きです。公的な立場にある夫に成り代わり、それなりの地位にある人たちに対して書くのですから、間違ってもおろそかな筆遣いはできません。

そのような真剣勝負の筆を握る場面が多かったことから、自然と書道に打ち込む心構えが磨かれ、腕前も上がっていったのでしょう。

ただ今では、そうやって筆を使う機会も減ってしまいました。

「年賀状もずいぶんと少なくなりました。自分から出すことも減っています。出したら相手が返事を書かなくてはいけないので、悪いなあ……と思ってしまうんです」

それでも届いた年賀状には心を込めて返事を書きます。

「主人が仲人をした人から年賀状が来るので、こちらからも新年のあいさつをします。字を覚えるために、手書きで出します。倫理のお友達に手紙を書くこともありますよ」

弘子さんはそう言って、「晉楚更覇」の文字を確かめるように半紙に目をやります。

「こうして手を動かしていると、昔を思い出します。習字は小学校の時から好きだったですからね。4年生になると学校でやるんですね。あちこちの競書会に参加しました」

もしかしたら、弘子さんにとって半紙から立ち上る墨の匂いは、激動の少女時代を過ごしながら感じた家族のぬくもりや、夫・廣司さんとともに身を粉にして働いた時の苦労や喜びを呼び起こしてくれるものなのかもしれません。

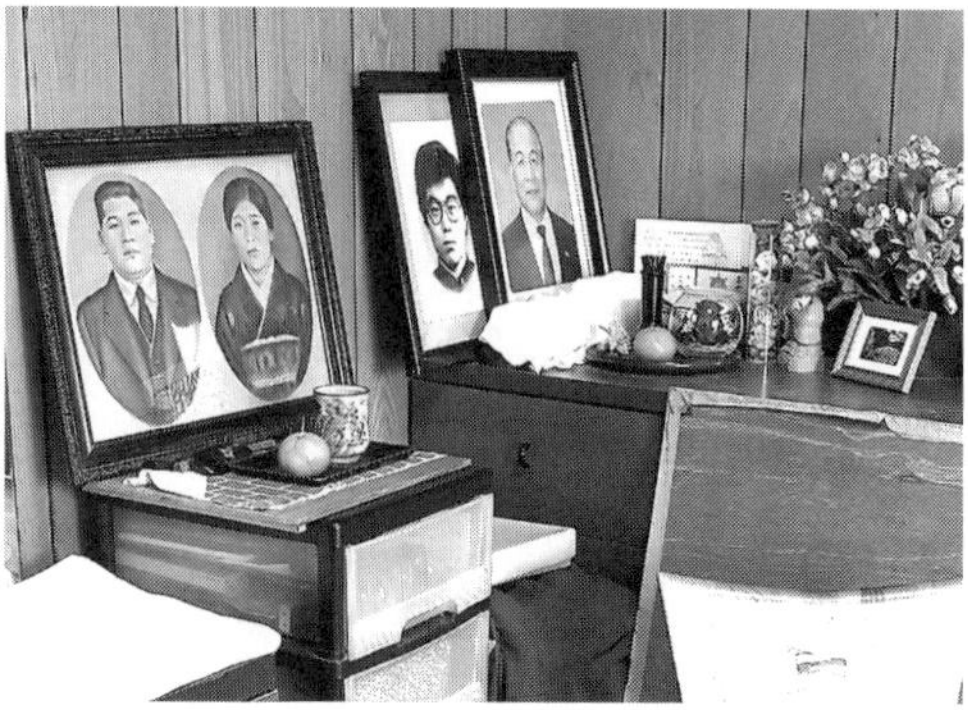

お気に入りは松尾芭蕉の俳句

〈春もややけしきととのふ月と梅〉

手のひらサイズの手帳に、松尾芭蕉の句がしたためられていました。

梅はもちろん初春の季語。春の訪れを告げる梅の花に加えて月も出て、すっかり季節の舞台がととのった、といった意味合いです。

「こういうのもいいなあ、覚えておくといいなあと思ったら、書いておくんですよ」

弘子さんが日ごろ持ち歩いている手帳には、四季折々の花など自然の風景を詠んだ俳句が、小さな文字でいくつも書かれています。

「季節季節のお花の写真が載っている本があるんですよ。そこに俳句とか文章も書いてあるので、気に入ったものを書き写しておくんです。手帳を持っていても（予定が少ないので）書くことがありませんからね。晴れだとか雨だとか曇りだとか、そういうのだけでは仕方がないですから」

弘子さんはそう言って、かたわらに置いてある本をぱらぱらとめくり、お気に入りのページを探します。

「買った時はあまり読まなかったんですけど、今になっていいもんだなあと思います。ほら、ここに『タンポポが明るい表情をしている』と書いてある。タンポポがただ咲いているというんじゃなくて、明るい表情というのがね、ああいいなあと思うんですよ」

弘子さんはもう一句、好きな俳句を紹介してくれます。

〈何の木の花とはしらず匂いかな〉

これも芭蕉の句です。

「そういう時がありますよ。いい匂いがして、何の花かなあと思う時がありますよね」

気に入った俳句を言葉を手帳に書き写す時など、弘子さんは常に辞書を引くようにしています。

「分からない字があると必ず引くようにしています。画数で引きます。何画かを調べて、

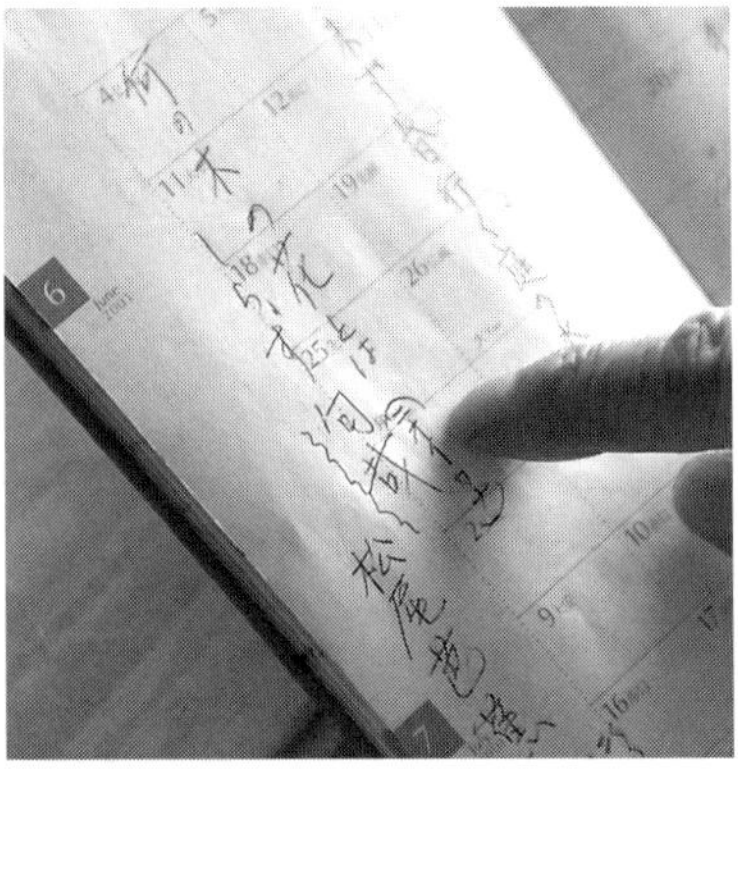

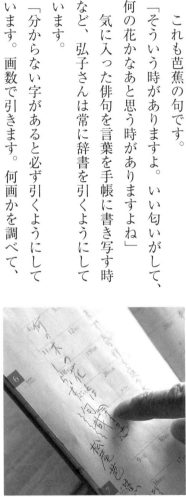

何ページにあるなと。そうすれば読めなくても調べられます。部首から引くこともあります」

漢字の読み方や意味を調べるのに、総画数や部首を手掛かりに辞書を引けるのは、小学校時代にしっかりと勉強をした証しです。

「手紙を書くこともありますし、書類を提出することもあります。平仮名だけだと恥ずかしいから、漢字を使う時は辞書を引くんです」

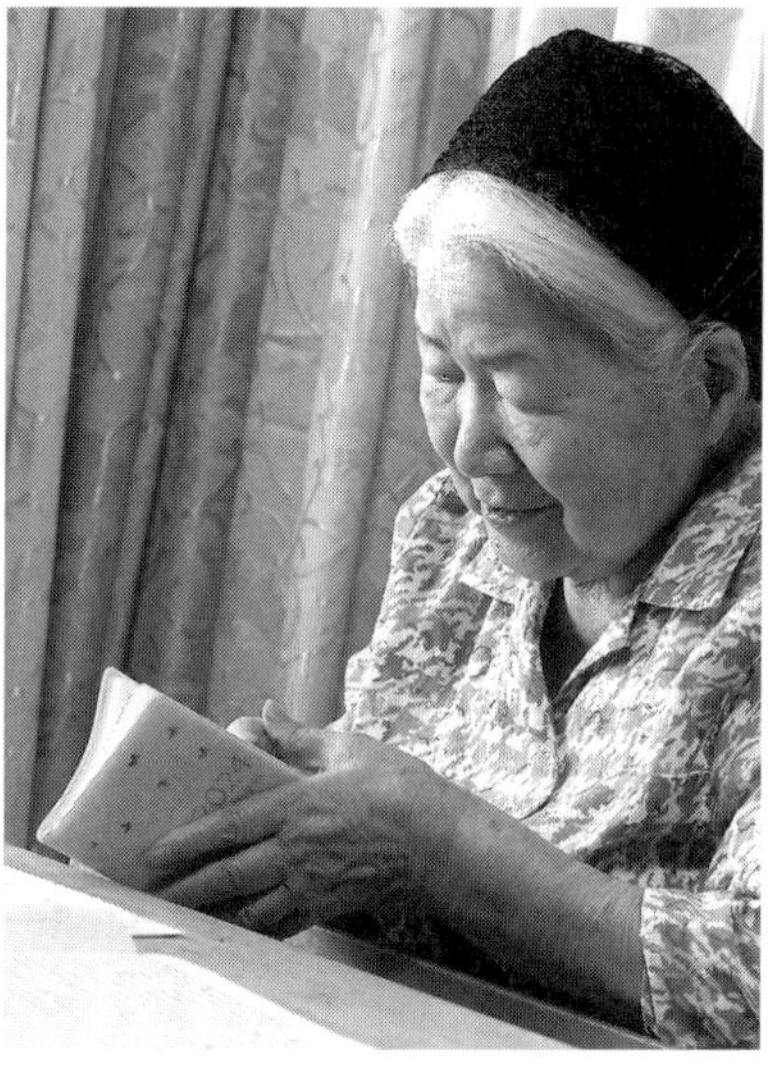

「戦時下の乙女」と言われて……

俳句といえば、弘子さんには女学校時代の忘れられないエピソードがあります。

「先生に俳句を作ってみなさいと言われて、作ったことがあるんです」

弘子さんが埼玉県立越ケ谷高等女学校（今の越ケ谷高校）に通っていた当時のことは、この本で何度か紹介しました。しかし、弘子さんの女学校時代は丸々、太平洋戦争の時期と重なっていました。兵士の軍靴作りに動員され、満足に勉強ができなかったはずでは？

「女学校1年の時は、まだ勉強ができたんです。農繁期には農家の手伝いに駆り出されたんですが、雨が降ると学校に行くんです」

雨が降ると農作業ができないから、学校に通うというわけです。

晴耕雨読といったのどかな雰囲気ではなかったはずですが、学友と一緒に教室で机に向かうことができる雨の日は、世の中の空気が戦争一色に塗り込められていく中で、ささやかな「日常」が感じられる貴重な時間だったのではないでしょうか。

「当時、空には飛行機ばかりでした」と弘子さんは言います。弘子さんの高女入学は1942（昭和17）年です。その年の6月、日本軍はミッドウェー海戦で敗北します。これを境に戦局は悪化に転じますが、日本はむしろ戦争を拡大させていきます。

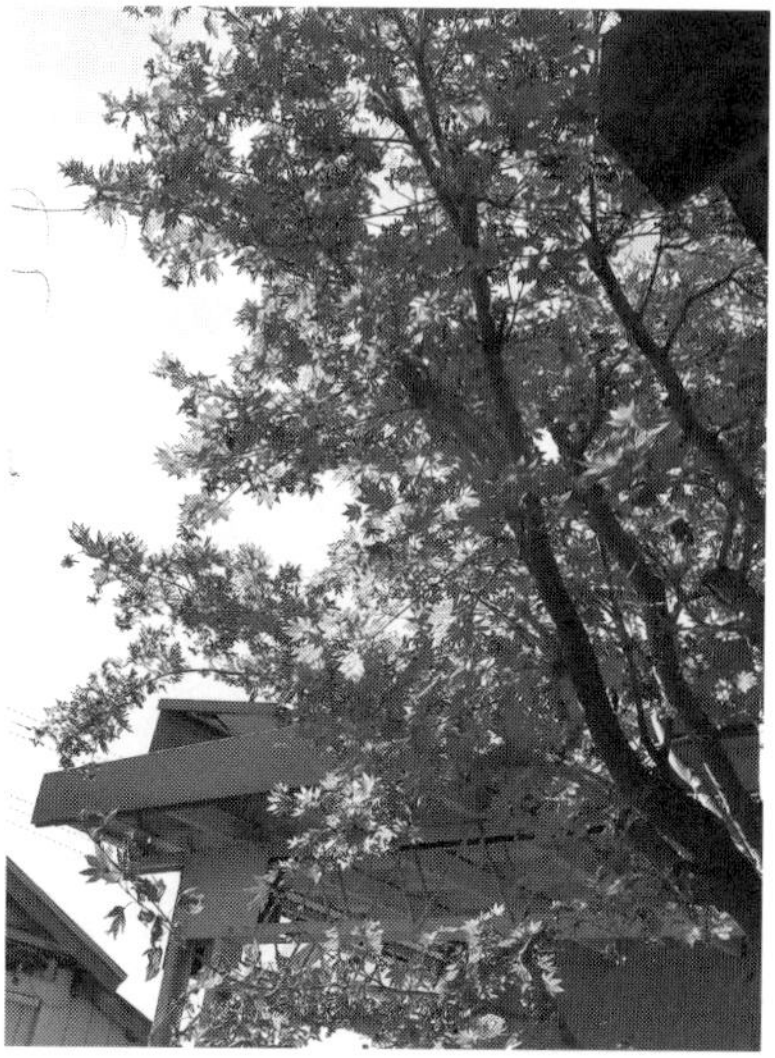

「千葉県のほうから飛んでくる飛行機が急降下したり、急上昇したりを繰り返していました。そういうのを見ていたので、先生に俳句を作れと言われて〈今もまた猛練習の飛行兵〉という句を作ったんです。季語はないですが、五七五にはなっていますよね。そうしたら先生に『戦時下の乙女の俳句だ』と言われたんです。褒められたんだか何だか分かりませんでしたが」

子どもたち一人一人の思いとは別に、すべてのことが戦争に動員された時代です。弘子さんもまたそうやって、時代の空気によって「軍国少女」に仕立て上げられてしまったのかもしれません。

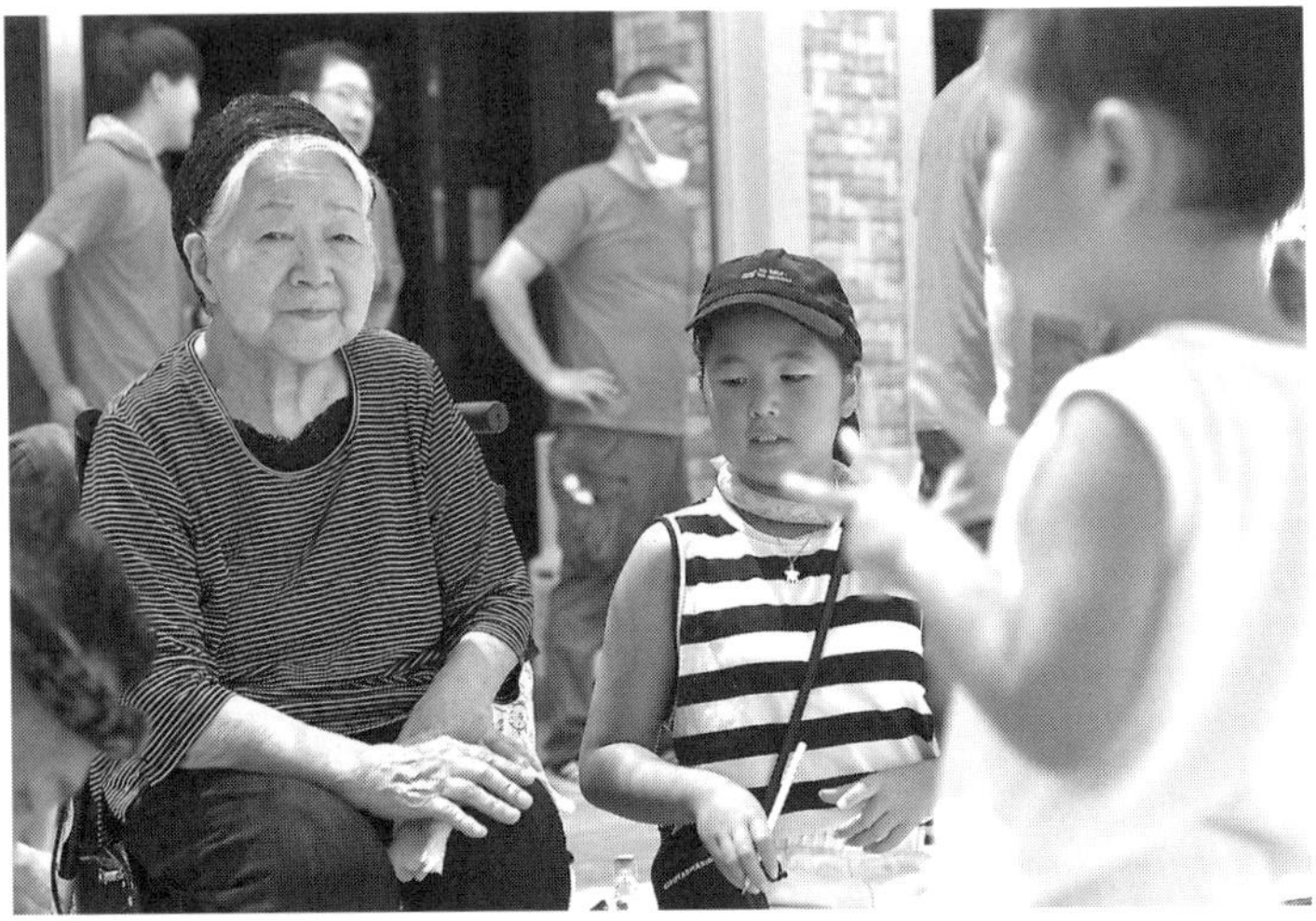

ひ孫との語らい

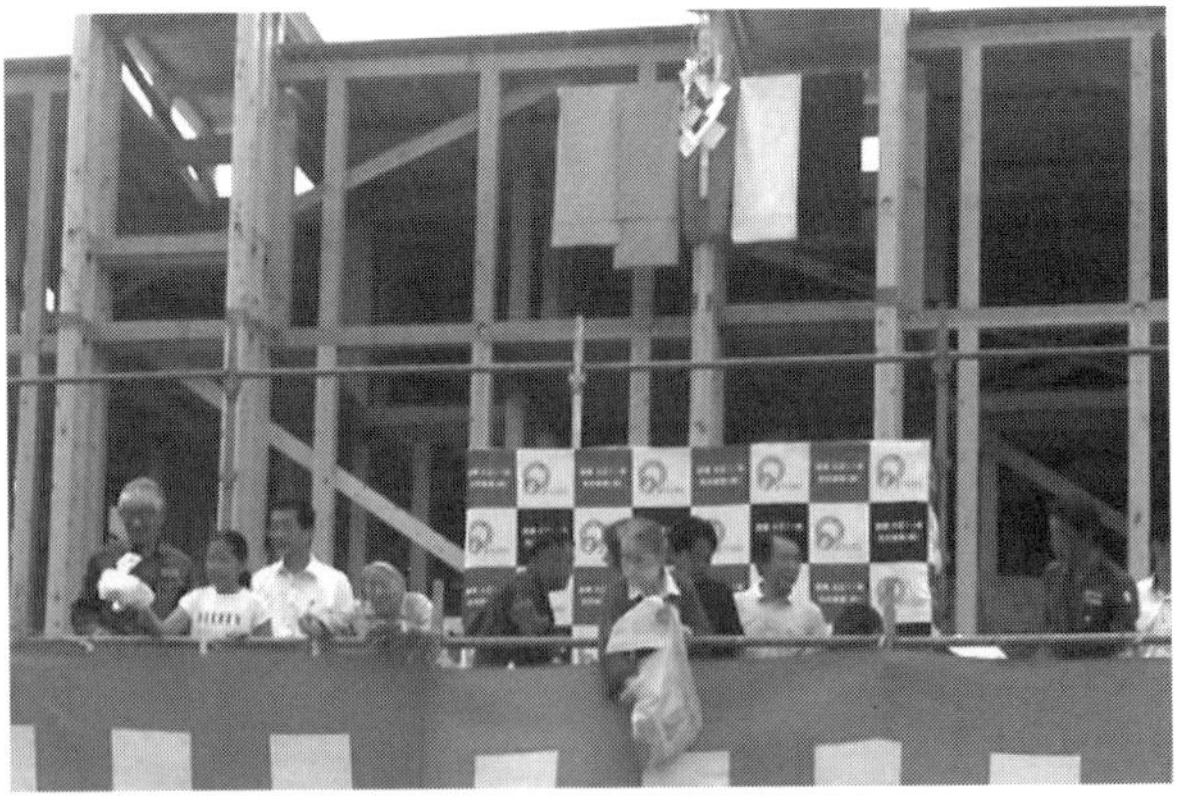

95歳の誕生日を祝い餅まきを行う

ニュース番組を見ない理由

テレビを見るのが好きで、日ごろは歴史番組やバラエティー番組などで知らない言葉が出てくると、すぐに辞書を引いて意味を確かめる弘子さんですが、ニュース番組は見ないといいます。

世の中のことを勉強するにはニュースが一番だと思うのですが、なぜ見ないのでしょうか。

「戦争がね……」

言葉少なにそう答えます。日本がのめりこんだアジア・太平洋戦争を含む第2次世界大戦の終結から、2025年でちょうど80年になります。日本は幸いに他国と武力を交えたことはありませんが、世界を見渡すと戦火が絶えることはありません。

日々のニュースが報じる戦地の光景は、過去の記憶を今そこにあるものとして蘇らせるのかもしれません。戦後80年という長い月日をもってしても、兄たちの面影を「若き日」のままにとどめてしまった戦争、その傷跡は消えることがないのでしょう。

「次は何を勉強しましょうか」

「こうして書いてみると、習字をまたやってみようと思います」

弘子さんはそう言います。久しぶりに硯に向かったことで、弘子さんの「学び」への意欲が再び着火したようです。

高齢者が健康でいることは、もちろんそれ自体、とてもすばらしいことですが、健康でいることは日常生活の質（ＱＯＬ＝クオリティー・オブ・ライフ）を向上させるだけでなく、社会とのつながり（社会参加）を保つ土台になります。社会とのつながりは、高齢者にとって健康でいることの「目的」を改めて分からせてくれます。「生きがい」と言い換えてもいいかもしれません。

生きがいが健康へのモチベーションを生み、健康であれば活動範囲が広がって、また新たな社会とのつながり（生きがい）が見つかります。この好循環は、社会とのつながりを失うと活動量が減り、その結果、体が弱ってさらに社会参加がおっくうになるという、フレイルに陥る悪循環と正反対のメカニズムであることが分かっていただけるでしょう。

介護予防健康アドバイザーの資格を取得したように、何かを「学ぶ」ということも、社会参加の一つの形といえます。人は何歳になっても学ぶことができ、学んだ分だけ、新しい自分に出会うことができるのです。

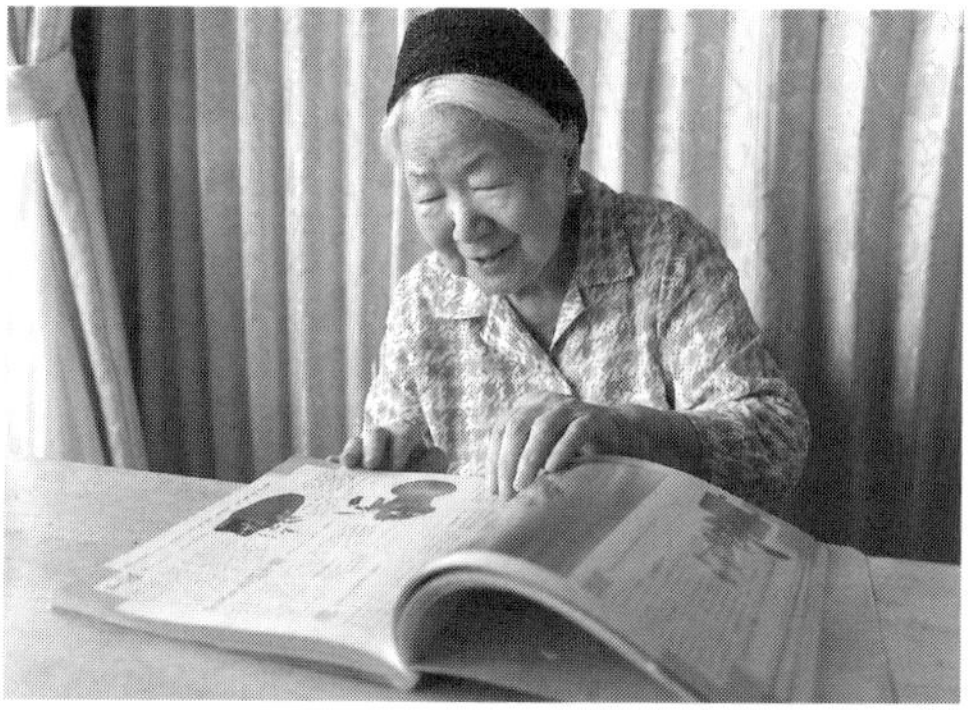

「次は何を勉強しましょうか、と言っているところです」
会田さんはそう言って、弘子さんの顔をのぞき込みます。万事が控えめな弘子さんですから、返事の代わりににっこりとほほ笑んでみせます。
次はどんなことに挑戦して、周りを驚かせてくれるのでしょうか。

特別インタビュー

みんなの健康プロジェクト

～介護予防を通じた元気なまちづくり

松井産業グループ代表　松井孝司氏

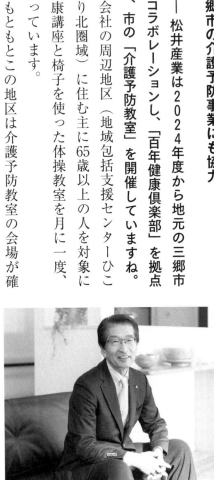

三郷市の介護予防事業にも協力

――松井産業は2024年度から地元の三郷市とコラボレーションし、「百年健康倶楽部」を拠点に、市の「介護予防教室」を開催していますね。

会社の周辺地区（地域包括支援センターひこなり北圏域）に住む主に65歳以上の人を対象に健康講座と椅子を使った体操教室を月に一度、行っています。

もともとこの地区は介護予防教室の会場が確

保しにくいという状況がありました。65歳以上の高齢者向けに「フレイル予防」を主眼にした事業展開が合っているのではないかと考えました。

――参加者の反応はどうですか。

年齢が65歳から80代以上までと幅広く、運動強度を80歳くらいの人に合わせているので、70代には少し物足りないところがあるかもしれません。ゆくゆくはジムのマシンを使った運動を取り入れてもいいと考えています。

ここのマシンは油圧式なので、バーから手を離してもそこで止まります。そういう高齢者に優しい機器を選定しています。また運動が難しい人には、ボディメンテナンス機器やマッサージ器を使ってもらうのもいいのではないか。運動、栄養と並んでフレイル予防にとって大事な3本柱の一つである「社会参加」になると思います。

今は市の事業として行っているので集団トレーニングを基本にしていますが、参加者（利用者）一人一人の心と体の状態に合わせた個別対応ができないか、そのための体制づくりも含めて考えているところです。

「住まい」と「暮らし」の総合生活産業へ

――松井産業は住宅建築やリフォーム、不動産売買など主要事業の一方で、グループとして介護事業も手掛けていますね。

大正11（1922）年に祖父である初代・松井宇一が呉服店を創業し、2022年で100周年を迎えました。そこからさらなる10年を見据えたグランドデザイン「VISION2032」では「住まい」と「暮らし」のワンストップサポートを掲げています。

地域の人々とともに、ありたい姿を追いかけていく挑戦を私たちは「みんなの健康プロジェクト」と呼んでいます。その柱の一つと位置付けているのが、地域住民が年をとっても住み慣れたところで安心して暮らせる環境作りです。現在は地域密着型特別養護老人ホーム、認知症対応型共同生活介護（グループホーム）を運営しています。

――なぜ「介護」だったのですか。

元はといえば父・廣司が2000年に急に亡くなったことがきっかけです。

1月上旬に「腹が痛い」と言い出して入院、わずか1カ月半後の2月24日、帰らぬ人になりました。父の入院中、看護師さんや介護士さんが風呂に入れない父の体を拭いたり、手厚くケアをしてくださる一方で、私は何もできず、ただうろたえるばかりでした。

ところが父が亡くなった直後の同年3月、新聞の折り込みチラシでホームヘルパー3級（現在は廃止。2018年に後継資格として「生活援助従事者研修」が創設）の講習会があるのを見つけ、ふと「受講してみようか」と思い立ったのです。そして介護の勉強をし、資格を取る中で事業化の構想が膨らんでいきました。

折しも介護保険制度がスタートした年です。まずは翌2001年、福祉用具の取り扱いから始めました。そして訪問介護事業所を立ち上げ、高齢者施設も手がけるようになりました。私自身、国家資格である介護福祉士であり、またケアマネジャー（介護支援専門員）の資格も持っています。

母親を「モデル」にした百年健康計画

――そこから「介護予防」へも視野が広がっていきました。

生活援助から看取りまで対応できるフルメニューをそろえた事業所となり、「介護も松井産業に頼めば安心だと言ってもらえるようになった」と内心思っていたのですが、地域の顔見知りの人々が私たちの施設に入ってこられるのを見ているうちに、またふと「これでいいのか」という考えが頭をよぎりました。介護を受けずに済むのなら、それが一番良いのではないか――。

そう思うようになったのは、母・弘子が高齢となり、だんだんと活動量が落ちてきたことが一因です。母は身の回りのことは一人でできますが、外出の機会が減り、自宅2階の自室にこもっている時間が多くなっていました。そこで、この本でも紹介した通り、毎週土曜日にヨガの先生に来てもらい、地域の人と一緒に体を動かし、心身のバランスを整える時間を持てるようにしました。「一人でテレビを相手に時間をつぶす毎日では本人も楽しくないだろう。いくつになっても、自分のことは自分でできるようでいてほしい」というのが、息子としての偽らざる本心です。そして同時に、高齢になっても自立した生活を送れることは、母に限らず誰にとっても幸せだと考えるようになりました。

毎年2月に東京ビッグサイトで開かれる「健康博覧会」を見学するなど、異業種へも視野を広げていきながら、私の中で「介護予防」に向けたアイデアがどんどん具体的な形になっていきました。そして2023年4月、会社の敷地にトレーニングジム「百年健康倶楽部」を造りました。

――そうして実母である弘子さんに筋肉トレーニングを勧めるわけですね。正直な話、90代からの筋トレ挑戦はかなり大胆な発想だったように感じます。

まずは母自身が、いくつになっても自分のことは自分でできるという自信を持てることが一番だと思いました。そして、そういう母の姿をモデルにして、地域の人もまた「100歳になっても、ああいう暮らしがしたい」と思ってくれるといいなと考えました。

今の時代、危ないから車の運転をやめてとか、外に出ると危ないから自転車もやめてとか、周りにそう言われて、だんだんと自由に動ける手段を奪われて、家にいるだけになっちゃうんですよ。そうすると目標がない生き方になってしまう。

筋トレの先にある「したい暮らし」
――トレーニングに取り組む弘子さんの姿をどう見ていますか。

ケアマネジャーはケアプラン（介護サービス計画書）を作るのが仕事です。そこでは本人がどんな暮らしがしたいかというニーズに基づいて「長期目標」と「短期目標」を記載することになっています。

母は介護保険のお世話になっていませんが、私なりに考えると、母の願いはやはり最後まで自分のことは自分でしたい、ということだと思うんです。そこから例えば長期目標を「年に1回、おしゃれをして温泉旅行に行く」としたとすると、短期目標は「近所の人と月に1回、食事会をする」と設定することができます。そして具体的なサービス内容として、歩く力をつけるために毎日ジムに来てトレーニングができるように援助する、といった計画の流れになります。あるいは「スーパーに買い物に行ける」という短期目標にすることもできます。実際に買わなくても、どんなものを売ってるか見るだけでもいいと思います。あるいは近隣に果物農家があるので、秋に梨狩りに行きたいとか、春には桜を見に出かけられたらいいとか、どんどん夢を広げられるといいですね。

トレーニングをして体が健康になっても、ここに来ることだけが目的ではもったいない。健康になったのなら、それで何がしたいのか。もっと高い目標を掲げたらいいのではないかと思っています。

――筋力トレーニングによって、ただ体力をつける（維持する）だけが目的ではないということでしょうか。

実は最初、そこまでは思っていなかったのです。とにかく「おふくろに寝込まれては困る」というのが本音でした。本人もつまらないし、こっちも大変です。だから初めは「何も（筋トレを）やらなくても、毎日ジムに来て、人と話したほうがいいよ」と言っていたんです。しかし、トレーニングによって母の体力がつき、健康になっていくのを見て、絶えず少し高めの目標を持つことが、人間が生きていくには必要だと思うようになりました。

――望む暮らしをかなえる手段としてトレーニングが存在する、そんなふうに

代表自身の考えがバージョンアップしたと?

そういうことですね。

地域ファーストがもたらす会社の未来

――松井産業グループが進める「みんなの健康プロジェクト」とは、人の体も住む家も、また地域そのものが「健康」で持続可能でなければならないという考え方に立っていると伺いました。

その通りです。こういう本を作って筋トレに励む母の日常生活を紹介しようと思ったのも、読んだ人の中に「自分もこうなりたい」とか「親に筋トレを勧めたい」という気持ちが生まれるだろうと考えたからです。そうなれば、ただの自己満足ではなく、地域の役に立てると思いました。

昔から商売をしていて、「これをやると儲かる」と思って始めたものは痛い目に遭うことが多かったのです。そもそも松井産業の歴史を振り返ってみると、戦前に呉服店から米穀業へ転換したのは「呉服の代金を米で払わせてくれ」という農家の訴えがきっかけでした。戦後、養鶏を手がけたのは農家の副業になると考えたからでした。そして都市化の流れを受けて土地を手放したいという農家の相談に応じるうちに、今の主力である不動産業に乗り出すことになったのです。

――地域への貢献は松井産業のDNAであるわけですね。

お客様の困りごとを一生懸命に解決する。それがわが社の使命であり、創業の精神です。介護予防の取り組みも、地域のために何ができるのかを最優先にしたうえでの選択です。

社会貢献、地域貢献は我が社の果たすべき役割であり、存在意義であると考えています。別の表現をすれば「まちづくり」と言えるのかもしれません。地域に根を張って「住まい」と「暮らし」を支えるプラットフォームを創っていく、それが私たちの「みんなの健康プロジェクト」です。

※この本の発行日4月4日は、弘子さんと廣司さんの結婚記念日にあたります

弘子さんの健康100歳プロジェクト
寝たきりにならない、長生き暮らし

2025年4月4日　初版第1刷発行

著　　者　松井 弘子・埼玉新聞社

発 行 者　関根 正昌

発 行 所　株式会社 埼玉新聞社
〒331-8686 さいたま市北区吉野町2-282-3
電話 048-795-9936（出版担当）

印刷・製本　株式会社 クリード

ISBN978-4-87889-562-3 C0077
（定価はカバーに表示）